AF211388

Herstellung: Books on Demand GmbH
ISBN 3-8311-4484-2

Die Autorin

Ewa von Waskow-Wyszomirska schreibt seit vielen
Jahren Artikel für Fachzeitschriften.
Sie hält Schulungen und Vorträge in vielen Ländern
zu verschiedenen Themen ab.
Als Fachkosmetikerin Visagistin und Farb- und
Stilberaterin mit einer 20 Jährigen Erfahrung kennt
sie sich in den Bereichen bestens aus.
Folgende Bücher sind in Arbeit : 99 Fragen zur
Farb- Stil Beratung
sowie 99 Fragen zur Frau und das Auto.

Vorwort

Sehr geehrte Leserin und Leser ,
99 Fragen ist eine neue Buchreihe die sich mit
aktuellen Themen des Alltages befaßt. Jedes Buch
ist mit Unterstützung zahlreicher Speziallisten
geschrieben worden , so daß dessen Erfahrungen mit
einfließen konnten. Jedes Jahr erscheinen 3 neue
Ratgeber. So haben Sie die Möglichkeit nach und
nach eine kleine Alltagsbibliothek zu erstehen. Das
erste Buch das Sie nun in Händen halten befaßt sich
mit dem Thema der Körperflege und Kosmetik und
allen dazugehörigen Sparten.

99 Fragen zum Thema Kosmetik :

1. Frage : Wie ist meine Haut aufgebaut ?

✂ Antwort : Die Haut besteht aus 3 Schichten: die Grund –oder Fettschicht unterstützt und versorgt das Blut, das als Nahrungslieferant für die anderen Schichten tätig ist. In der Grund oder Fettschicht befinden sich :Venensystem, Epokrine Drüse , Fettzellen, Mastzellen, Collagn, Ektrine Drüse, Fibroplaste , Bindegewebe, Beginn der Pore. Die Dermis produziert die Fasern, die für die Elastizität und Geschmeidigkeit der Haut verantwortlich sind , wie bspw. Collagen und Elastin. Ebenfalls befinden sich in der Dermis : Kerationozyton, Melanozyten und die Hornschicht .Die Epidermis formt die Haut. Neue Zellen wandern an die Oberfläche und bilden dort die Hornschicht, den äußeren , sichtbaren Teil der Haut.

2. Frage : Welche Hauttypen unterscheidet man ?

✂ Antwort : Man unterscheidet trockene Haut, normale Haut, fettige Haut und Mischhaut. Zusätzlich unterscheidet man die Hauttypen in : eine reife Haut oder eine Problemhaut.

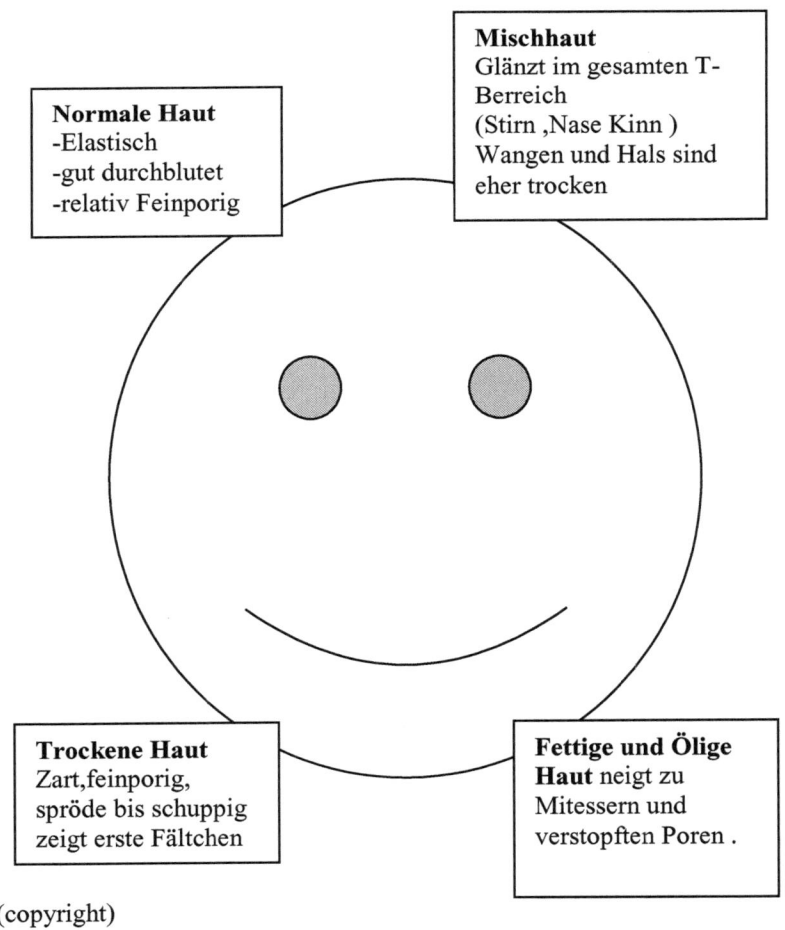

Normale Haut
-Elastisch
-gut durchblutet
-relativ Feinporig

Mischhaut
Glänzt im gesamten T-Berreich
(Stirn ,Nase Kinn)
Wangen und Hals sind
eher trocken

Trockene Haut
Zart,feinporig,
spröde bis schuppig
zeigt erste Fältchen

Fettige und Ölige Haut neigt zu
Mitessern und
verstopften Poren .

3. Frage : Wie sind die einzelnen Hauttypen in ihrem Erscheinungsbild ?

✖ Antwort : Die trockene Haut ist zart, feinporig, spröde bis schuppig. Sie zeigt als erste Trockenfältchen.

Die normale Haut ist sehr elastisch, wirkt gut durchblutet und relativ feinporig.

🖋 Achtung : Diese Haut wird oft im Laufe der Zeit trockner, daher ist rechtzeitig eine gute Pflege wichtig.

Das Bild der fettigen Haut ist den meisten von uns bekannt; sie glänzt, wirkt fettig bis ölig, hat sichtbar große Poren, neigt zu Mitessern und verstopften Poren

🖋 Achtung : Eine fettige Haut kann sehr wohl auch eine empfindliche Haut sein.

Eine Mischhaut hat von allem etwas; sie glänzt im gesamten T-Bereich (man nennt die Stirn, Nase, Kinnpartie so). Dagegen ist die Wangen- und Halspartie sehrtrocken.

🖋 Achtung : Die Produkte müssen genau auf die Bedürfnisse der Haut ausgerichtet sein.

Eine Problemhaut kann es bei allen Hauttypen geben. Äußere Einflüsse (Sonne, Kälte, Heizungsluft) wie auch Ernährung und Medikamente können negative Einflüsse auf die Haut haben.

4. Frage : Was brauche ich als Grundpflege ?

✖ Antwort : Egal welcher Hauttyp Sie sind, ob männlich, weiblich oder ein Kind, die richtige Reinigung ist das A und O für die Haut. Während man bei einem Kind oder bei einem Mann noch mit einer guten Seife evtl. zurechtkommt, sieht es bei einer Frau etwas anders aus. Das hängt nicht nur damit zusammen ob man sich schminkt, sondern der weibliche Hormonhaushalt läßt die Haut mal sehr prall und mal mausgrau aussehen. Daher ist als Grundpflege bei einer Frau folgendes unentbehrlich:

1. Reinigung (Milch, Schaum, Gel, und das entsprechende Gesichtswasser)
2. Tag / Nachtcreme
3. Augenpflege
4. Maske

5. Frage : Was ist der Unterschied zwischen Milch, Schaum und Gel ?

⚹ Antwort : Wenn Sie eine normale bis trockene Haut haben, so können Sie entscheiden, mit was Sie sich reinigen möchten. Es gibt die Reinigungsmilch oder den Schaum für alle Hauttypen. Hier spielt wirklich nur der eigene Geschmack eine Rolle. Brauchen Sie viel Wasser zum reinigen um das optimale Gefühl zu haben, so wählen Sie den Schaum. Ein Schaum ist wasserlöslich und daher leicht anzuwenden. Nach dem Auftragen vom Schaum auf das feuchte Gesicht, wird ganz sanft mit den Fingerkuppen dieser einmassiert. Danach spülen Sie das Gesicht mit klarem nicht zu kaltem Leitungswasser ab.Zum Schluß mit kaltem Leitungswasser nachspülen. Das Gesicht abtrocknen und jetzt mit dem entsprechenden Gesichtswasser nachreinigen.

Wenn Sie sich für die Reinigung mit der Milch entschieden haben, so ist es besser, wenn Sie mit einem Tissue die Milch abnehmen. Eine Reinigungsmilch ist nicht ganz wasserlöslich. Trotzdem können Sie zum Schluß Ihr Gesicht mit dem Leitungswasser nachwaschen. Auch hier ist ein Gesichtswasser zum nachreinigen unentbehrlich. Ein Gel zum abreinigen eignet sich in erster Linie für eine fettige Haut oder eine Mischhaut. Das Gel enthält sehr starke Fettlöser. Diese können bei längerer Anwendung die Haut entfetten, was für eine ölige Haut positiv wirkt, aber bei einer normalen Haut zu extrem trockenen Stellen führt.

Die Anwendung bei einem Gel ist die gleiche wie bei dem Reinigungsschaum, also denkbar einfach. Eine sehr sensible Haut sollte nur mit der Reinigungsmilch und ohne Wasser gereinigt werden. Die Haut wird sanft mit der Milch eingerieben und dann mit dem Gesichtstuch abgenommen.Unbedingt mit dem Gesichtswasser nachreinigen, damit kein Fettfilm auf dem Gesicht bleibt.

🖉 Achtung : Es gibt von einigen Herstellern Gesichtsseifen zum reinigen. Die meisten Seifen sind keine Make-up Löser. Wenden Sie diese Seifen daher nur an, wenn Sie sich überhaupt nicht schminken oder verschenken Sie diese an Herren als Herrenpflege.

◲ Tip : Wenn Sie eine sehr empfindliche Haut haben, so reinigen Sie sich morgens mit normaler Vollmilch. Diese hilft Ihrer Haut, auf natürlicher Basis, den PH-Wert wieder herzustellen. Auch hier anschließend ein Gesichtswasser verwenden.

🕐 Zeitersparnis : Wenn Sie regelmäßig ein Peelingprodukt für Ihre Haut verwenden, so benutzen Sie dieses morgens statt abends. Sie sparen

am Reinigungsprodukt, an der Zeit und Ihre Haut
wird gleich morgens massiert und durchblutet.

**6. Frage : Wieso brauche ich überhaupt ein
Reinigungsprodukt und kann mich nicht mit
normaler Haushaltsseife reinigen ?**

✂ Antwort : Ihre Haut arbeitet 24 Stunden lang; am
Tag muß sie sich vor Schmutz, Staub, und den UV-
Strahlen schützen, in der Nacht wird allerhand über
die Haut ausgeschieden. Auf Ihrer Haut tummeln
sich Bakterien, die für ein Gleichgewicht sorgen
sollen (PH-Wert), die sogenannten guten und
schlechten Bakterien. JedeReinigung mit Wasser
unterbricht das Gleichgewicht dieser Bakterien.
Wenn man zu starke Reinigungsprodukte nimmt,
tötet man auch die guten Bakterien ab und die Haut
ist etwa für 12 Stunden (8 mal so lange dauert der
Wiederaufbau der Haut) schutzlos. Reinigt man mit
zu schwachen Reinigern, so übernehmen die
schlechten Bakterien die Oberhand. Die Haut wird
unrein und entzündet sich leichter (Pickel etc.).
Was sind nun starke und was sind nun schwache
Reinigungsprodukte für die Haut ?
Es sind, die für die Haut falschen Reiniger ! Eine
empfindliche Haut braucht keinen starken Entfetter
im Reinigungsprodukt. Diese Haut produziert selber
viel zu wenig Fett. Mit der fettigen und öligen Haut
ist es andersherum. Befindet sich im
Reinigungsprodukt eine zu geringe Menge an
Entfettern, so bleiben bestimmte Bakterien in der
Haut und werden mit Schmutz, Talg und Fett zu
einem Pickel / Mitesserverursacher.

7. Frage : Wieso brauche ich morgens eine andere Creme als Abends ?

✂ Antwort : Essen Sie morgens dasselbe wie abends ? Sicher nicht ! Tagsüber muß Ihre Haut Schwerstarbeit leisten. Sie muß sich mit Sauerstoff versorgen, Staub und Schmutzpartikel filtern sowie UV-Strahlen absorbieren. Helfen Sie ihr mit der richtigen Tagespflege. Abends arbeitet das chemische Werk der Haut jetzt auf Hochtouren. Der Stoffwechsel, die Zellerneuerung alles arbeitet auch in der Nacht weiter. Helfen Sie der Haut mit einem Produkt, welches diese Tätigkeit unterstützt. Ihre Unterstützung durch eine gute Creme kann Ihre Haut jetzt gut gebrauchen, da sie sich nicht vor den äußeren Einflüssen wehren muß, sondern in Ruhe die ihr zugeführten Wirkstoffe aufarbeiten kann. Auch Ampullenkuren (außer den Straffungsampullen) sollten abends aufgetragen werden, da sie besser von der Haut genutzt werden können.

8. Frage : Wieso sehe ich bei meiner teuren Creme keine Hautbesserung innerhalb von 3 Tagen ?

✂ Antwort : Auch wenn Sie eine noch so teure Creme gekauft haben, werden Sie keine Haut-besserung und Hautstraffung der Oberfläche in so kurzer Zeit sehen. Schauen Sie sich das Bild „Hautstruktur" in Ruhe an. Von der Epidermis wandert eine Zelle bis zum sichtbaren Teil der Haut zwischen 21 und 28 Tagen, je nach Alter der Haut. Leider verlangsamt sich die Bewegung der Zelle im Alter deutlich. Wenn Sie eine neue Creme verwenden, so müssen Sie mit bis zu einem halben Jahr rechnen, bis das Hautbild sich sichtbar und langfristig verändert hat. Daher ist es ratsam, Ihrer Haut ruhig Zeit zu geben, um sich auf das Produkt einzustellen. Vermeiden Sie zusätzliche Anwendungen von Cremeproben. Diese irritiert die Haut. Seien Sie geduldig. Hersteller von Cremes, welche Sofortwirkung versprechen, arbeiten in der Regel mit viel Eiweiß. Das Eiweiß hat die Fähigkeit Ihre Haut für Stunden zu straffen. Diese Straffung ist aber nicht von Dauer.

9. Frage : Warum brauche ich eine Augencreme ?

✂ Antwort : Unter der Augenpartie (Hals, Handrücken ebenfalls) fehlt das Unterhautfettgewebe. IhreHaut ist an diesen Stellen somit dünner und anfälliger für Druck und auf Hitze. Gute Augenpflegen helfen diese Haut zu schützen und führen ihr Feuchtigkeit zu. Achten Sie auf das richtige Auftragen der Produkte. Es wird immer mit dem kleinen Finger von außen nach innen aufgetragen. Nicht ziehen oder zerren, sondern sanft einklopfen. Normale Cremes enthalten sogenannte Kriechöle. Diese wandern durch den Wimpernrand Richtung Augeninneres. Bei den Augencremes wurde auf bestimmte Wirkstoffe verzichtet. Augengels sind mehr zum Abschwellen der Augenpartie und zum Straffen dieser gedacht. Ideal ist daher die Anwendung von Gel tagsüber und Augencreme abends. Achten Sie bei starker Sonneneinwirkung auf die Augenpartie. Ob Skifahren oder Sonnenbaden. Die Augenpartie sollte durch eine gute Sonnenbrille und durch eine Augencreme geschützt werden. Es gibt übrigens von einigen Herstellern gepreßte Augencremes in Stiftform. Diese sind ideal zum mitnehmen

10. Frage : Warum habe ich verquollene Augen und was kann ich dagegen tun ?

❋ Antwort : Verquollene Augen können verschiedene Ursachen heben. Zum einen krankheits-bedingt (Nierenleiden). Aber auch kosmetische, welche man rasch beseitigen kann. Da wäre eine falsch aufgetragene Augencreme (zu dicht am Wimpernrand) oder die Anwendung von einer normalen Gesichtscreme unter der Augenpartie. Auch Make-up (grüner Lidschatten zum Beispiel) kann bei empfindlichen Augen eine Reaktion hervor rufen. Die nächste Möglichkeit ist ein Lymphstau in den Lymphbahnen rund um die Augen. Hier helfen sanfte Massagen mit dem kleinen Finger rund um das Auge (von außen nach innen) und kalte Umschläge auf die Augenpartie (Pads mit schwarzen Teetränken oder einen kalten Teelöffel auf die Augenpartie legen, wenn eine schnelle Abschwellung gewünscht wird). Trinken Sie viel Mineralwasser und vermeiden Sie zuviel Salz.

11. Frage : Haben Brillenträger weniger Falten ?

❋ Antwort : In der Regel haben Brillenträgerinnen weniger Falten. Aus zwei Gründen können Brillenhelfen, Ihre Augenpartie straff zu halten.Das Brillenglas ist ein Schutz gegen UV-Strahlen. UV-Strahlen zerstören das Collagengewebe und das Elastin. Die Zellerneuerung dauert länger. Da unter

14

den Augen das Unterhautfettgewebe fehlt, ist die Haut trockener und anfälliger gegen Knitterfältchen. Wenn eine Sehstörung vorliegt, blinzelt man öfter um die Sehschärfe zu kontrollieren. Beim Tragen einer Brille entfällt das Blinzeln.

12. Frage : Kann ich bei empfindlichen Augen diese schminken ?

✂ Antwort : Selbstverständlich können Sie empfindliche Augen schminken. Sie müssen nur folgende Spielregeln einhalten. Verwenden Sie alle Produkte, welche ausdrücklich für empfindliche Augenpartien sind. Nehmen Sie kein wasserfestes Mascara für Ihre Wimpern. Sie trocknet Ihre Wimpern aus, was bei empfindlichen Augen zu Reizungen führen kann. Erfahrungsgemäß vertragen diese Frauen nicht wasserlösliche Mascara. Wenn Sie Lidschatten verwenden wollen, so nehmen Sie ein Cremlidschatten, dieser bröselt nicht so wie ein Puderlidschatten. Vermeiden Sie die Farbe grün. Ganz wichtig : Das Abschminken. Nehmen Sie dafür auf dem Markt spezielle Abschminkprodukte. In keinem Fall Ihre normale Abschminke oder gar eine Fettcreme.

13. Frage : Kontaktlinsen und trotzdem schminken ?

✂ Antwort : Auch hier ist es wichtig; Es gibt spezielle Produkte für Kontaktlinsenträgerinnen. Verwenden Sie Produkte, welche Allergiegetestet sind. Setzen Sie Ihre Linsen erst ein und schminken

Sie dann die Augenpartie. Verwenden Sie die Cremelidschatten und einen Creme-mascara. Beim Abschminken auch einen speziellen Reiniger verwenden. Ganz wichtig: Waschen Sie Ihre Hände gut. Kosmetik kann Rückstände auf Ihren Kontaktlinsen Verursachen. Dies hat zur Folge, daß die Lebensdauer der Linse erheblich verkürzt wird.

14. Frage : Gibt es passendes Make-up für Brillenträgerinnen ?

✂ Antwort : Die Frage müßte lauten : Sind Sie kurz- oder weitsichtig ?
Bei Kurzsichtigkeit sollten Sie das ganze Oberlid mit einem hellen Lidschatten sanft schminken. Ideal wäre ein kleiner schwarzer Eyeliner. Vergessen Sie nicht Mascara aufzutragen. Auch die Wimperntusche auf den Wimpern aufgetragen, vergrößert das Auge. Bei Weitsichtigkeit müssen Sie die Augenpartie sehr exakt schminken. Das Brillenglas vergrößert das Auge. Sie können ruhig einen dunklen Lidschatten verwenden (außer die Gläser sind stark getönt, dann wieder einen hellen Lidschatten und in der Lidfalte mit dunklerer Farbe abschminken).

15. Frage : Wie kaschiere ich die Augenränder ?

✂ Antwort : Verwenden Sie, vor dem Auftragen des Make-ups, eine Abdeckcreme. Reiben Sie diese nicht ein, sondern klopfen Sie ganz leicht das Produkt ein. Je feiner Sie klopfen, um so unsichtbarer werden Ihre Augenränder.

✐ Achtung : Verwenden Sie nicht zu puderhaltige
Produkte. Die Puderpartikelchen setzen sich
leichter in den Augenfalten ab.
◪ Tip : Es gibt Abdeckprodukte in Stift und in
Döschenform. Stifte haben den Vorteil, daß man sie
leichter mit der Nagelplatte oder Eislöffelchen
abkratzen kann. Beim Abschaben in der Dose hat
man meistens zuviel übrig. Außerdem sind Stifte
hygienischer in der Anwendung. Man dreht
nur soviel raus, wie man braucht.

**16. Frage : Kann man bei einer kleinen
Augenform Kajalstifte anwenden ?**

� Antwort : Wenn man den Kajalstift richtig
aufträgt, kann man auch bei einer kleinen
Augenform diesen verwenden.
Ein Kajalstift vergrößert nur die Augen, wenn er am
äußeren Wimpernrand und nicht auf dem inneren
Lidrand aufgetragen wird. Ziehen Sie einen
schmalen Strich. Verlängern Sie die äußeren Linien
zum äußeren Augenwinkel. Optisch vergrößern Sie
so Ihre Augenform. Nun tragen Sie auf die
komplette Lidpartie hellen Lidschatten auf. Zum
Schluß die Wimpern gut tuschen.

**17. Frage : Warum ist ein echter Kajalstift so
verträglich ?**

✖ Antwort : Weil ein echter Kajalstift ein
Naturprodukt ist. Vor Jahren gab es Kajal in kleinen
Döschen mit Pferdefüsschen zu kaufen. Die
Inderinnen schminkten sich und den Kindern die

Augen mit einem Kajal, um die CC Fliegen von der Partie fernzuhalten. Der Duft, den die Pflanze, aus der Kajal gewonnen wird, abgibt, mögen diese Fliegen nicht. Leider gibt es bei uns keine Kajalpaste mehr, wie zur Zeit der Hippies.

✏ Achtung : Achten Sie genau auf die Bezeichnung auf dem Stift. Oft werden einfache Stifte als Kajal angeboten.

▢ Tip : Sie erkennen einen echten Kajalstift an seiner Temperaturempfindlichkeit. Wenn er auf der Heizung liegt, muß er ganz weich werden. Im Gemüsefach Ihres Kühlschranks wird er dagegen fest. Spitzen können Sie den Kajal mit einem herkömmlichen Bleistiftspitzer.
(Vorher in den Kühlschrank legen !) Echte Kajalstifte gibt es nur in der Farbe Schwarz.

18. Frage : Was ist ein Wimpernbalsam ?

✂ Antwort : Einige Hersteller in der Kosmetikbranche bieten farblose Mascara an. Dieser ist ideal, wenn man entweder die Wimpern färbt und nur noch Glanz auf den Härchen braucht, oder als Pflege abends um die Wimpern vor dem Austrocknen zu bewahren. Eine noch so gute Mascara, die jeden Tag benutzt wird, trocknet das Wimpernhaar aus. Daher ist eine Pflege mit dem Wimpernbalsam sehr zu raten.

✏ Achtung : Bei zu dichtem Auftragen des Balsams an dem Wimpernrand kann etwas Fett in die Augen kommen. Man hat dann einen Fettfilm auf der Pupille. Lassen Sie ruhig den Wimpernrand aus.

⊡ Tip : Man kann die farblose Mascara unter die normale Farbmascara auftragen. Die Wimpern werden dicker und das Auge ausdrucksvoller. Wenn Sie sparen müssen und die Ausgabe für die farblose Mascara nicht möglich ist, so holen Sie sich Vaseline in der Apotheke oder der Drogerie. Ganz sparsam mit dem Wimpernbürstchen aufgetragen, pflegt es auch die Wimpern.

19. Frage : Lohnt sich das Wimpernfärben ?

✂ Antwort : Wenn Sie es leid sind, morgens sich Ihre Wimpern zu tuschen, dann gibt es eine echte Alternative für Sie. Wenn Sie sehr sportlich sind und laufend Schweiß im Gesicht haben, so gibt es auch für Sie eine Alternative. Wenn Sie so empfindliche Augen haben, daß diese oft tränen, so gibt es für Sie eine echte Alternative. Für alle diese Frauen ist das Wimpernfärben ideal. Sollten Sie Schlupflider haben oder einfach zu kurze Wimpern Ihr eigen nennen, lassen Sie sich ebenfalls die Wimpern färben.
Wie geht das Wimpernfärben vor sich ? Sie bekommen die untere Augenpartie, beim Friseur oder der Kosmetikerin, dick eingecremt. Darauf werden Pads aus Watte oder Kunststoff aufgelegt. Nun schließen Sie die Augen. Auch auf dem oberen Lidrand bis zum Wimpernansatz wird Creme aufgetragen, um so die Haut vor der Wimpernfarbe zu schützen. Mit einem dünnen Stäbchen wird die Farbe gleichmäßig aufgetragen. Je nach Anweisung des Herstellers (4 – 10 Minuten) wird die Wimpernfarbe auf dem Haar gelassen. Dann wird sie vorsichtig ausgespült. Sollte etwas vom Wasser mit der Farbe in die Augen eindringen, so brauchen

Sie keine Angst zu haben. Die Farbe ist unschädlich und macht Ihrem Auge nichts. Nachteil der Wimpernfarbe : die Wimpern wirken nicht so dick und üppig, wie mit einer Mascara und es hält nicht länger als 8 Wochen.

◩ Tip : Lassen Sie sich die Wimpern bei der Kosmetikerin färben. Sie liegen entspannt und die Behandlung ist angenehmer als beim Friseur, wo Sie sitzen. Außerdem hat die Kosmetikerin meistens mehr Routine, da bei ihr das Wimpernfärben als normale Routine durchläuft, während beim Friseur meistens die Lehrlinge diese Prozedur machen und oft ist mehr Farbe im Auge als auf den Wimpern. Übrigens ist der Preis bei beiden fast gleich.

20. Frage : Kann ich auf die Wimperntusche oder auf den Liedschatten eine Allergie bekommen ?

✂ Antwort : Man kann auf alles eine Allergie bekommen. Aber sehr viele Allergien sind keine echten Allergien. Bei den Lidschatten sollte man die Farbe grün meiden. Diese Farbe, wie schon erwähnt, kann Allergien verursachen. Das hängt mit einem Farbstoff zusammen, der nicht in den anderen Farben vorhanden ist. Das heißt, wenn Sie auf die Farbe blau, beige, braun oder rose umschwenken, so wird zu 90 % keine Allergie auftauchen. Wenn Sie noch allergiegetestete Produkte verwenden, so gibt es sehr gute Chancen, daß Sie überhaupt nicht allergisch reagieren. Dasselbe gilt für die Wimperntusche. Mascara und Mascara sind nicht gleich. Leider müssen Sie bei Allergie einzeln diese ausprobieren. Alle Markenprodukte sind allergiegetestet, aber trotzdem sind nicht in allen Mascara exakt die gleichen Wirkstoffe.

🖉 Achtung : Wasserfeste Mascara (Waterproof) ist für empfindliche Augenpartien nicht so gut geeignet, da sie in der Zusammensetzung trockner ist, sie soll im Wasser nicht verlaufen. Aber sie enthält dadurch weniger „Geschmeidigmacher für die Wimpern", dies kann zu Reizungen um den Wimpernrand führen.

⊡ Tip : Verwenden Sie Markenartikel; keine bekannte Firma kann sich Kunden erlauben, die allergisch auf ihre Produkte reagieren. Es gibt auch sehr günstige Markenartikel. Sollten Sie keine Lust haben, auszuprobieren, welche Produkte Sie verwenden können ohne allergisch zu reagieren, so können Sie die Wimpern färben oder sich ein Permanent Make-up machen lassen.

21. Frage : Was macht man bei roten Äderchen ?

✂ Antwort : Zuerst muß man wissen, woher die roten Äderchen kommen. Unseren ganzen Körper durchkreuzen kleine Bahnen, gefüllt mit Blut. Diese Äderchen sind in der Haut und für das Auge unsichtbar. Wenn man eine starke Gewebeschwäche hat, dann treten plötzlich die Äderchen sichtbar an die Hautoberfläche. Am Körper nimmt man diese noch in Kauf, aber im Gesicht sind sie mehr störend. Leider bekommt man sie nur weg mit Hilfe eines Hautarztes oder einer Kosmetikerin. Diese veröden die Äderchen (Koagulation) mit Strom. Das Blut kann durch diese verödeten Äderchen nicht mehr fließen, es muß sich eine gesunde Ader suchen.

✏ Achtung : Vermeiden Sie starke Durchblutung an diesen Stellen (z.b. starke Sonnenbestrahlung, Saunagänge, gewürzte Speisen oder starke Massagen).

◫ Tip : Decken Sie sooft es geht diese Stellen ab. Zum Abdecken gibt es eine grüne Paste.
Klopfen Sie diese sanft mit dem Ringfinger ein und tragen dann anschließend das Make-up auf.
Wenn Sie auf Sauna oder Sonnenbestrahlung nicht verzichten wollen, so nehmen Sie einen nassen Waschlappen mit und legen diesen öfter auf die gefährdeten Stellen.

22. Frage : Was ist ein Peeling ?

✂ Antwort : Ein Peelingprodukt in der Kosmetik ist ein Produkt, welches die Aufgabe hat die Hautoberfläche von alten und toten Hautschüppchen zu befreien. Wir erinnern uns : zwischen 21 – 28 Tagen braucht eine kleine Zelle, um von der Keimschicht an die Oberfläche (Epidermis) zu kommen. Wenn sie ihr Ziel, die Hautoberfläche, erreicht hat, so gilt sie als ein totes Hornschüppchen. Um so mehr „tote Hautschüppchen" auf der Oberfläche sind, um so grauer ist der Teint. Daher ist es wichtig, so oft als möglich die Haut zu „peelen".

Was gibt es für Peelingprodukte auf dem Markt ?

1. Mandelkleie ohne Seesand/ mit Seesand; ein Naturprodukt. Mandelkleie kann der Haut ganz kleine Kratzer zufügen, da die Peelingpartikelchen teils rund und teils eckig

sind. Dieses Peeling nicht mehr als 2 x in der Woche anwenden. Mandelkleie ohne Seesand ist gedacht für die empfindliche Haut, Mandelkleie mit Seesand für die fettige Haut.

2. Peeling mit Kunststoffkügelchen. Diese Art des Peelings ist für die haut schonender, da alle Kügelchen rund sind und beim einmassieren auf der Hautoberfläche gleiten. Es gibt spezielle Peelingprodukte für die trockene und empfindliche Haut. Hier wurden die Kunststoffkügelchen in eine Creme eingelagert. Diese Art von Peeling kann ruhig öfter in der Woche verwendet werden.

3. Ein Peeling mit Menthol ist sehr stark. Dieses Peeling wirkt durch das Menthol desinfizierend und stark porenverengend. Am besten nur für fettige/ Mischhaut anwenden.

Alle Peelings sollten um die Augenpartie nur aufgetragen und sanft mehr eingeklopft, wie einmassiert werden.

🖋 Achtung : Peelings mit Menthol nicht um die Augenpartie auftragen.

☑ Tip : Wenn Sie ein qualitativ gutes Peeling kaufen, so können Sie es nicht nur als ein Peeling-Produkt verwenden, sondern auch als eine Maske. Gesicht reinigen, Peelingcreme auftragen, 5 Minuten einwirken lassen, dann mit viel Wasser abwaschen.

23. Frage : Wie oft darf man ein Peeling verwenden ?

✂ Antwort : Es kommt auf Ihre Peelingbeschaffenheit an. Bei einer fettigen Haut können Sie ruhig jeden zweiten Tag, vor der Menstruation eine Woche davor, jeden Tag verwenden. Bei einer empfindlichen Haut langt es, wenn Sie einmal in der Woche ein Peeling machen. Ruhig die Haut dabei sanft massieren, etwas Durchblutung schadet nicht. Die trockene Haut benötigt ihr Peeling genauso wie die Mischhaut. Wichtig ist das richtige Peeling, daß heißt, welches nicht zu aggressiv ist.

✏ Achtung : Die Anwendung sollte in dieser Reihenfolge sein : Auf das feuchte Gesicht das Reinigungsprodukt auftragen, mit viel Wasser abnehmen, Gesicht naß lassen, die Peelingpaste auftragen, sanft einmassieren, mit viel Wasser wieder abnehmen. Gesicht abtrocknen und anschließend Gesichtswasser und die entsprechende Pflege auftragen.

◫ Tip : Wenn Sie morgens statt abends das Peeling verwenden, ersparen Sie sich Zeit und die Anwendung von einem Produkt. Einfach das Reinigungsprodukt weglassen, sonst alles wie gehabt.

24. Frage : Wie verhindere ich eine fettige Haut ?

✂ Antwort : Ein absolutes Muß für eine fettige Haut sind das Reinigungsprodukt, das Peeling und anschließend das richtige Gesichtswasser. Wenn Ihre Haut nur oberflächlich fett ist und sonst unter einer Feuchtigkeitsarmut leidet, dann sollte das Reinigungsprodukt zwar intensiv sein, aber das Peeling und das Gesichtswasser mehr für die empfindliche Haut konzipiert sein.

Das heißt : die Peelingkügelchen sollten in einer Creme eingelagert sein. Sie können ruhig dieses Peeling jeden Tag verwenden. Der Oberflächenfettfilm wird gut gelöst, daher haben Pickel wenig Chancen sich zu entfalten, aber die in der Haut vorhandene Feuchtigkeit wird nicht entzogen. 1-2 mal in der Woche sollte eine fettige Haut eine Maske bekommen. Bestens geeignet sind spezielle Masken, welche Wirkstoffe wie Heilerde, Kampfer oder Salycilsäure (wirkt entschuppend) enthalten. Als Tagespflege sollten Sie statt einer Creme eine Emulsion mit viel Feuchtigkeit verwenden. Die Haut wird so optimal versorgt und geschützt, aber kein Fettfilm liegt auf der Haut. Abends können Sie, wenn Sie etwas reifer sind, ruhig eine nährstoffreiche Creme verwenden. Auch eine fettige Haut möchte mit Wirkstoffen versorgt werden, wie z.B. Vitamine, Feuchtigkeit, Collagen, Elastin und Aloe. Bei einer jungen fettigen Haut langt die Emulsion als Tag/Nachtcreme völlig aus. Es ist empfehlenswert im Sommer die Emulsion tagsüber und die Creme nacht und im Winter die Creme tagsüber und Emulsion nachts aufzutragen. Ideal ist es, wenn Sie Produkte aus einer Serie verwenden, welche speziell aufeinander abgestimmt sind.

🖎 Achtung : Eine junge Haut kann sich sehr schnell ändern. Aus einer fettigen wird dann eine

Mischhaut. Hier müssen Sie wieder morgens und abends je ein unterschiedliches Produkt verwenden.
⊡ Tip : Versuchen Sie losen Schwefelpuder zu bekommen. Er eignet sich als Desinfektion und Heilpuder hervorragend. Leider gibt es diesen in Deutschland kaum noch, dafür im Ausland. Er ist nicht nur gut für eine unruhig Haut, sondern er ist auch noch günstig.

25. Frage : Wie verhindere ich eine trockene Haut ?

✂ Antwort : Eine trockene Haut kommt nicht über Nacht. Meistens liegt die Ursache viel früher zurück. Starke Sonnenbestrahlung, Einnahme von Medikamenten oder hormonelle Veränderungen können eine normale Haut in eine trockene Haut verändern. Dazu kommt in den meisten Fällen noch ein Sensibilisieren hinzu. Trocken und empfindlich, wer gibt da nicht schnell auf und jammert nur noch über seine Haut ! Dabei kann diese Haut sehr schön ausschauen. Die Poren sind fein, Mitesser oder gar Pickel sind ein Fremdwort. Hier ist eine kontinuierliche Pflege das A und O. Reinigen Sie mit einem ölhaltigen Produkt. Nehmen Sie diese am besten mit Tüchern ab. Lassen Sie ruhig Leitungswasser an Ihre Haut. Gut das Gesicht abtrocknen und jetzt mit dem richtigen Gesichtswasser nachreinigen.
⊡ Tip : Verwenden Sie zum Abtrocknen reine Leinentücher. Diese massieren Ihre Haut beim Abtrocknen und die Haut wird durch Flusen nicht irritiert werden. Zu den, für Sie entsprechenden Cremes (Tag / Nacht), sollten Sie ein Zusatzprodukt

immer verwenden. Am besten eigenen sich Produkte in Spendern, Welche milchig oder gelartig sind. Die in den Spendern enthaltenen Wirkstoffe sind chemisch so leicht, daß sie in die Epidermis gut eindringen können. Wenn darüber noch eine typgerechte Creme auftragen wird, hat die Haut reichlich Zeit sich vor Feuchtigkeits- verlust zu schützen. Sie sollten ruhig oft ein Make-up tragen. Dieses schützt und pflegt Ihre Haut. Das Make-up ist ein kleines Schutzschild.

✎ Achtung : Ein Make-up als Schutzschild wirkt nur, wenn es abends gut abgewaschen wurde. Beim Nichtreinigen setzen sich die Farbpigmente mit den Schmutz- und Staubpartikel zusammen und Verstopfen die Poren.

▱ Tip : Tragen Sie vor der ersten Reinigung mit Ihrem Reinigungsprodukt etwas Babyöl auf das Gesicht auf. Sie werden sehen, das Make-up geht im zweiten Anlauf schneller weg und die Haut wird mit der Zeit noch weicher, aber achten Sie : Nicht in Augennähe auftragen !

Eine trockene Haut kann ruhig 1 mal in der Woche ein Peeling bekommen. Nur bitte nicht eins mit Menthol ! Es gibt sehr sanfte Peelings, die mehr massierend wirken und zu einer guten Durchblutung anregen.

✎ Achtung : Trockene Haut ist eine faule Haut, welche man nicht zu sehr verwöhnen sollte. Diese Haut braucht immer wieder durch Peelings, Massagen oder Masken sanfte Stupse, das sie zum arbeiten bringt.. Wenn Sie diese immer mehr schonen, so wird sie im Laufe der Zeit immer empfindlicher (fauler !).

Die Anwendung von Masken bei trockner Haut ist ein wahres Vergnügen für diese. Alles was die Haut

nährt, beruhigt und auffüllt (mit Wirkstoffen) ist
sehr gut.

26. Frage : Braucht man Puder ?

✂ Antwort : Zu einem gut aufgetragenen Make-up
gehört als Abschluß ein Hauch Puder über das
Gesicht. Sie fixieren das Make-up und es ist
haltbarer. Gleichzeitig nehmen Sie von der Haut den
unangenehmen Glanz. Puder wirkt auch als Schutz.
Der Schmutz und die Staubpartikel haben es
noch schwerer den Puder und dann das Make-up zu
überwinden. Für welche Puderart Sie sich
entscheiden, liegt in Ihrem Ermessen. Es gibt losen
Puder, welcher mit einem dicken Pinsel über das
Gesicht gestrichen wird oder den kompakten, das in
Puderdosen überall mitgenommen werden kann.
Diesen kann man entweder mit Pads, Puderquasten
oder kleinen Pinseln auftragen. Nehmen Sie bei der
Wahl der Puderfarbe einen transparenten Ton,
höchstens eine Nuance dunkler als Ihre
Handgelenkinnenseite. So sind Sie nie überpudert.
▱ Tip : Die Anwendung des Puders ist denkbar
einfach. Überpudern Sie das Gesicht, jetzt die Hände
mit Wasser abspülen und abtrocknen. Die
Handflächen fest an das Gesicht drücken. Durch die
auf den Händen noch stark vorhandene Feuchtigkeit,
wirkt das Gesicht nie überpudert.
✎ Achtung : Wählen Sie für Ihr Gesicht keinen
Puder mit Metallpartikel. Dieser setzt sich in den
Fältchen ab und macht bei Abendlicht das Gesicht
alt. Verzaubern Sie mit Metalicpuder Ihr Dekolleté.
Übrigens, Puder macht Poren nicht größer. Nicht
mehr ! Früher wurde der Puder aus einem Reiszusatz

gewonnen. Dieser hatte, wie in er Küche den Hausfrauen bekannt ist, die Fähigkeit bei Feuchtigkeit und Wärme sich auszudehnen. Die Poren haben sich gedehnt um den Druck von außen zu widerstehen. Heute wird Puder zum größten Teil aus Seidenprotein hergestellt, daher hat er keine Chance mehr sich in den Poren auszudehnen.

27. Frage : Lohnt sich der Kauf von Körperpuder ?

✂ Antwort : Die Hauptbestandteile der Körperpuders sind Talkum, Kaolin, Zinkoxid. Diese werden vermischt und mit speziellen Duftstoffen versehen. Der Körperpuder hat die Aufgabe Feuchtigkeit im Körper zu binden, Schweißgeruch zu vermeiden und eventuell Farbunterschiede in der Haut abzudecken.
Mit einem Körperpuder haben Sie auch an sehr heißen Tagen das Gefühl rundum gepflegt zu sein. Körperpuder kann auch Deosprays bei extremer Empfindlichkeit unter den Achseln ersetzen. Es gibt in Deutschland wenige duftneutrale Körperpuder. Die meisten Körperpuder sind aus Duftserien.
Seit einigen Jahren gibt es von amerikanischen Herstellern Körperpuder in Sprayform. Dieser Puder ist ideal für die Herren, als Allroundspray.
⊡ Tip : Pudern Sie sich mit einem neutralen Körperpuder ein, dann sprühen Sie an diesen Stellen Ihr Parfüm oder das Edt. Sie werden feststellen, daß der Duft länger hält. Günstig bekommen Sie den Körperpuder in südlichen Ländern in den Supermärkten. Die Südländer und die Amerikaner verwenden den Körperpuder täglich.

28. Frage : Pickel, der kleine Feind ?

✂ Antwort : Pickel müssen Sie nicht als Ihre Feinde ansehen. Oft verraten Sie Ihnen, an welcher Stelle in Ihrem Körper etwas nicht stimmt. Immer wiederkehrende Pickel auf der gleichen Stelle, kommen bei sehr vielen Menschen vor, da an dieser Stelle die Epidermis anfälliger ist gegen Bakterien. Der Säureschutzmantel der Haut ist angegriffen und hat keine Zeit wieder ins Gleichgewicht zu kommen. Diese Stelle ist angewiesen auf Hilfe von außen.
Was ist ein Pickel ? Er ist eine Ansammlung von Schmutz, Fett, Bakterien und meistens Blut.
Die körpereigene Polizei ist in den Lymphbahnen voll im Einsatz. Es kämpfen die „guten" mit den „schlechten" Bakterien. Der Sieg ist ungewiß. Wenn auf der Hautoberfläche Eiter zu sehen ist, so versucht der Körper sich selbst zu helfen. Wenn man nicht aufpaßt, so kann man sich ganz leicht eine Schmierinfektion holen. Die „bösen" Bakterien (Streptokkoken) suchen sich auf dem schnellsten Weg wieder Einlaß ins Körperinnere. Es ist daher sehr wichtig, gerade bei unreiner Haut, diese optimal zu pflegen.
✒ Achtung : Vermeiden Sie Waschlappen, gemeinsame Handtücher und bei einer starken Neigung, drücken Sie nicht an sich selber. Sie infizieren sich selbst.

An welcher Stelle kommen Pickel ? Pickel auf der Stirn sagen Ihnen, daß etwas mit der Verdauung nicht intakt ist. Pickel auf dem Kinn ? Typische hormonelle Störungen. Bekommen Sie demnächst Ihre Tage ? Oder haben Sie als Mann dort Pickel ? Auch hier kann Ihr Hormonspiegel nicht ganz o.k.

sein. Pickel oder Mitesser auf der Wangenpartie ?
Benutzen Sie einen Selbstbräuner ? Nehmen Sie
öfter ein Peeling zur Hilfe. Pickel bei einem Mann
um den Bartwuchs ? Achten Sie auf das richtige
Rasieren ! Oft ist eine falsche Rasur (zu aggressiv)
der Verursacher von Pickeln, da beim Rasieren
immer wieder der Haut kleinste Verletzungen
zugeführt werden.

⊠ Tip : Bei einer Neigung zu Pickeln ist ein stark
alkoholhaltiges Gesichtswasser von Nöten.
Scheuen Sie nicht diese Ausgabe. Betupfen Sie nur
diese Stelle mit dem durchtränkten Wattepad.
Auch wenn es (muß nicht, kann aber) sehr brennt.
Die Haut muß desinfiziert werden, damit die
Bakterien (sichtbar am Eiter) abgetötet werden.
Wiederholen Sie ruhig öfter.

⊠ Tip : Bevor der Pickel sich entzündet ist die Haut
an dieser Stelle meistens Tage vorher gerötet und
gespannt. Nehmen Sie Ihren Zeigefinger (vorher
Hände waschen) und massieren Sie diese Stelle im
Kreis. Meistens verteilt sich der im Inneren
befindliche Bakterienherd und wird
über die Lymphbahn ausgeschieden.

⊠ Tip : Sollten Sie weder Alkohol noch ein stark
alkoholhaltiges Gesichtswasser im Haus haben, so
greifen Sie zu einem After Shave (wenn ein Mann
im Haus ist, ist auch ein After Shave im Haus). Die
meisten After Shaves sind stark alkoholhaltig.

29. Frage : Was ist ein Pad ?

✄ Antwort : Als ein Pad oder mehrere Pads, werden
gepreßte Wattebällchen bezeichnet. Sie sind ideal

beim Umgang mit der Kosmetik, da sie nicht fusseln.

⊡ Tip : Achten Sie auf Sonderangebote, Sie werden sich so an die kleinen Wattehelfer gewöhnen, daß Sie eine Menge davon gebrauchen werden (z.B. Augen Make-up Entferner, Nagellackentferner usw.).

30. Frage : Was ist ein Make-up ?

✂ Antwort : Man nennt ein Make-up auch eine Grundierung. Nachdem das Gesicht gut mit einer Tagescreme versorgt worden ist, kann man sein Aussehen damit verbessern, daß man a) die Hautfarbe korrigiert b) Hautunreinheiten kaschiert oder einfach das Hautbild gleichmäßiger gestaltet. Qualitativ gute Make-ups können noch mehr. Sie schützen die Haut und enthalten so viele kleine Feuchtigkeitspartikel, daß die Haut den ganzen Tag prall aussieht. Es gibt verschiedene Make-up Formen (gepreßtes Make-up in Stiftform, in Dosen, in Fläschen flüssiges Make-up, Puder Make-up, Schaum Make-up). Je nach Hauttyp kann man das passende Produkt sich heraussuchen. Eine trockene Haut braucht ein ölhaltiges schwereres Make-up, als eine fettige Haut. Diese ist bestens mit einem Puder Make-up beraten. Ein Schaum Make-up ist ideal für die Kundin, die ein leichtes
Produkt haben will.

✐ Achtung : Alle Make-ups müssen über eine Creme oder eine Emulsion aufgetragen werden. Nie direkt auf die Haut. Das Make-up wird von der Haut aufgenommen und nach kurzer Zeit sonst fleckig.

☐ Tip : Die Farbe des Make-ups ist entscheidend für Ihr Aussehen. Ein zu heller oder ein zu dunkler Ton verändert Sie unvorteilhaft. Lassen Sie sich das Produkt auf die Handgelenkinnenseite auftragen. Hier ist der Ton, der Ihrem natürlichen Gesichtston am ehesten entspricht.

31. Frage : Was sind Make-up Schwämmchen ?

✂ Antwort : Diese Schwämmchen sind entweder rund oder eckig. Sie sind aus Kunststoff. Das Make-up kann mit ihrer Hilfe sehr gleichmäßig aufgetragen werden. Die Anwendung ist denkbar leicht : Schwämmchen anfeuchten, das Produkt sparsam auf das Schwämmchen auftragen und sanft über das Gesicht streichen. Durch diese Auftragetechnik wird Ihr Make-up sehr gleichmäßig und das Ergebnis ist professioneller als mit den bloßen Fingern.

✎ Achtung : Schwämmchen immer zwischendurch mit einem Haarschampoo waschen, sonst haben Sie einen Bakterienlieferant.

☐ Tip : Legen Sie ruhig einige Schwämmchen auf Vorrat hin. Sie können sie auch als Auftragehilfe für ein Pellingprodukt verwenden. Genauso handhaben, wie beim Auftragen des Make-ups; vorher anfeuchten, dann das Peelingprodukt daraufgeben und sanft in kreisenden Bewegungen über das Gesicht ziehen. Schwämmchen sind in der Anschaffung günstig und lange haltbar.

32. Frage : Was mache ich mit einem Gesichtsbürstchen ?

✂ Antwort : Gesichtsbürstchen helfen einen schönen und reinen Teint zu erzielen. Sie entfernen schonend abgestorbene Hautzellen und regen durch die sanfte Massage die Durchblutung an. Man kann sie trocken als ein Massagehilfsgerät verwenden oder das Bürstchen naß mit der Reinigungsmilch. Die Gesichtsbürstchen sind kein Ersatz für Schwämmchen. Am besten sind die Bürstchen aus Nylonfasern. Diese sind am einfachsten zu reinigen. ⊡ Tip : Achten Sie auf Sonderangebote in Supermärkten. Es sind in den meisten Fällen die gleichen Hersteller, wie in der Parfümerie.

33. Frage : Wie trage ich Rouge richtig auf ?

✂ Antwort : Auch für das Auftragen des Rouges gibt es einen Trick. Zuerst müssen Sie die richtige Rougefarbe für sich raussuchen. Wie ist Ihr Hautton ? Wenn Sie einen gelblichen Hautton Ihr eigen nennen, dann sollte Ihr Rouge die Farbe Koralle, Orange oder ein bräunlicher Ton auf goldener Basis sein, ist Ihre Gesichtsfarbe dagegen Rose, so stehen Ihnen ganz gewiß zarte Rosenholztöne. Nun haben Sie sich für eine Rougefarbe entschieden. Schauen Sie sich in aller Ruhe Ihr Gesicht im Spiegel an. Wie ist die Gesichtsform ? Ist sie rund, oval, länglich oder eckig ? Nun nehmen Sie einen Bleistift zur Hand und legen ihn waagrecht an die Nasenwurzel an, einen zweiten Bleistift legen Sie an die äußere Augenpartie. In der Mitte der Wangenpartie haben Sie jetzt den idealen Punkt zum Auftragen vom Rouge. Tupfen Sie etwas Rougefarbe auf diese Stelle. Nun zur Gesichtsform : Haben Sie ein breites Gesicht, so ziehen Sie mit dem Pinsel oder den Fingern das Rouge schräg nach oben. Haben Sie ein schmales Gesicht, so verreiben Sie diese Stelle mit dem Rouge breit.

✐ Achtung : Nehmen Sie lieber eine gedecktere Farbe für Ihr Rouge. Rouge kann sehr provozierend wirken.

▣ Tip : Sollten Sie kein passendes Rouge zur Zeit dabei haben, so können Sie auch mit einem Lippenstift Ersatz leisten. Dieser hält nur nicht so lange, wie ein herkömmliches Rouge.

34. Frage : Pouderrouge oder Cremerouge ?

✂ Antwort : In erster Linie ist es wichtig mit was Sie besser arbeiten können. Wenn man davon ausgeht, daß Sie die richtige Unterlage (Creme oder Emulsion + Make-up) haben, so spielt es bei den heutigen Produkten kaum eine Rolle, ob Sie Puder- oder Cremerouge verwenden. Creme-Rouge ist leichter bei trockener Haut aufzutragen und Puderrouge mattiert die Haut.

▣ Tip : Tragen Sie einen Hauch von Rouge auf die Stirnmitte und auf die Kinnmitte auf. Sie sehen um Stunden frischer aus.

35. Frage : Kennen sie ein Permanent Make-up ?

✂ Antwort : Ein normales Make-up hat die Dauer von mehreren Stunden. Etwas länger, wenn Sie eine gute Grundlage haben, etwas kürzer wenn die Pflegeunterlage nicht die richtige für Ihre Haut ist.
Das Permanent Make-up hält etwa 3 Jahre.
Um ein gutes „ Dauer Make-up „ zu haben, ist eine Farbberatung von Nöten. Zuerst wird Ihre Haut sowie der Hauttyp analysiert. Man kann mit Permanent Make-up folgende Akzente setzen : Ersetzen von fehlenden Augenbrauenpartien, Auflegen von dauerhaften Lidstrichen, Ausgleichen unterschiedlicher Augen- oder Brauenformen, optische Vergrößerung der Augen, Verbreiten der Lippen oder Verschärfen der Konturen.
✎ Achtung : Seien Sie sehr kritisch bei der Auswahl Ihrer Permanent-Artistin. Ideal ist, wenn sie beim Deutschen Fachverband Mitglied ist.
⊡ Tip : Lassen Sie sich nicht nur Fotoaufnahmen von bereits behandelten Kunden zeigen, schauen Sie einfach mal über die Schulter.

36. Frage : Was geschieht beim Permanent Make-up ?

✂ Antwort : Um das Permanent Make-up dauerhaft zu machen, werden 2 Sitzungen benötigt.
Die erste Sitzung könnte wie folgt aussehen : Beratung und Vorzeichnen der Konturen.
Beobachten Sie per Handspiegel zentimeterweise das Malen. Jetzt können Sie noch mitgestalten.
Wenn Sie mit dem Linienverlauf einverstanden sind, erhält die Hautpartie eine lokale Oberflächen-

Betäubung. Diese kann flüssig oder in Form einer Salbe sein. Mit der Pigmentiermaschine wird die Farbe millimeterweise in die obere Hautschicht eingebracht. Dies führt zu einer lückenlosen Kontur. Da sich die Haut regenerieren muß, kann nach etwa zwei Wochen die Nachbehandlung stattfinden.

In dieser Zeit bildet sich ein leichter Schorf an den pigmentierten Stellen. Dieser löst sich nach etwa 2 bis 5 Tagen unauffällig ab. Die zweite Sitzung soll die Farbe intensivieren, denn je nach Hautbeschaffenheit, kann die Farbe bis zu 50 % verblaßt sein. Mit dieser zweiten Behandlung wird nun noch mal fixiert.

🖎 Achtung : Verzichten Sie 7 – 10 Tage auf Sauna und die Sonne. Auch das Schwimmen in Chlorbädern ist nicht angebracht.

⊡ Tip : Nicht der Name und der Standort des Ladens ist entscheidend, sondern das Können des Pigmentierers.

37. Frage : Body Make-up für mich ?

✂ Antwort : Haben Sie ruhig Mut für große Ereignisse. Unter Body Make-up versteht man nicht nur Körperbemalung. Diese werden meistens mit Farben, welche speziell für Bodypainting entwickelt wurden, bemalt. Body Make-up im kleinen, ist das Auftragen von Glitzerpuder, welchem Perlmutt, Kupfer, Gold oder Silberpartikelchen hinzugefügt wurden. Ideal eignen sich folgende Partien zum dekorieren: die Schulterpartie, das Dekolleté, die Arme und im Sommer die Beine. Stäuben Sie etwas Puder in die Haare. Es kommt abends besonders zur Geltung.

✎ Achtung : Es gibt einige Menschen, welche auf die in dem Puder enthaltenen Metallpartikelchen allergisch reagieren.

☐ Tip : Vor dem Schlafengehen alles unbedingt entfernen.

38. Frage : Welches Deo ist das richtige für mich ?

✂ Antwort : Das kommt darauf an, wie stark Sie transpirieren. Deosprays sind für alle Fälle gut, wo nicht übermäßig transpiriert wird. Es gibt auch Sprays mit Puderpartikelchen. Eine Deo-Creme ist ideal für Sportler oder stark Übergewichtige. Die Deo-Sticks werden heute weniger angeboten als noch vor Jahren. Besser sind da die Deo-Rollons. Diese wiederum sind nicht zu empfehlen bei Trägerinnen von Seidenblusen. Da sind die oben erwähnten Puderdeos sicherer. Denn das Deo-Roll-on trocknet langsamer und es kann Flecken auf der Kleidung verursachen. Das Parfüm Deo ist das angenehmste für eine Parfümträgerin, aber am schwächsten von der Wirkung.

☐ Tip : Stark alkoholhaltige Deos niemals nach einer Achselhaarentfernung anwenden. DieHaut kann mit Rötungen und im schlimmsten Fall mit Bläschen reagieren.

39. Frage : Ist eine Schönheits-Operation sinnvoll ?

✂ Antwort : Es kommt darauf an, was Sie persönlich von einer Schönheitsoperation erwarten.

Erwarten Sie, daß Sie wie ein Star ausschauen, mit Stupsnäschen, faltenfrei, rank und schlank,dann ist Ihnen dringend von einer Schönheitsoperation abzuraten. Wenn Sie aber ein Problem haben, welches nur einer kleinen Operation bedarf, Sie persönlich aber unter dem Makel leiden, dann kann Ihnen ein guter Schönheitschirurg helfen.

◺ Tip : Wenn Sie sich entschlossen haben eine Schönheitsoperation durchführen zu lassen, so hören Sie nicht auf Freundinnen. Grundsätzlich hat Ihre Freundin von einem Fall gehört, in dem alles schief ging. Sie sind die Hauptperson ! Sie alleine entscheiden mit der Beratung des Chirurgen. Folgendes sollten Sie sich klar machen :

1. Für wen lasse ich mich operieren ? Für meinen Partner oder für mich ?
2. Was ist das Ziel der Operation ?
3. Welcher Arzt ist für diese Operation richtig ? (Auch Schönheitschirurgen haben sich auf bestimmte Operationen spezialisiert)
4. Bin ich bereit, auch die genauen Anweisungen nach einer Operation einzuhalten ?

Wenn Sie diese Fragen mit JA beantworten können, dann sind Sie wirklich für eine Operation bereit.

40. Frage : Wo finde ich den richtigen Arzt ?

✂ Antwort : Als erstes suchen Sie sich Literatur zu dem von Ihnen gewünschten Thema. Sehr hilfsbereit sind Redakteurinnen der Frauenzeitschriften. Schreiben Sie diese ruhig an. Es gibt, wie bei allen Berufssparten, auch bei

Schönheitsärzten verschiedene Verbände und Vereinigungen. Lassen Sie sich die Liste schicken. Anbei einige Adressen :

1. Deutsche Gesellschaft für Ästhetische Medizin e.V. Bodenseeklinik
    Unterer Schrannenplatz 1 , D-88131 Lindau / Bodensee
2. Deutsche Gesellschaft für Plastische und Wiederherstellungschirurgie e.V.
    Diakoniekrankenhaus Elise-Averdiek Str. 17, D-27356 Rotenburg, Wümme
3. Joseph-Society-International Akademie für Gesichtschirurgie Krankenhaus Marienhof, D-56065 Koblenz
4. Geschäftsstelle der Vereinigung der deutschen Chirurgen
    Bleibtreustr. 12, D-10623 Berlin
5. Deutsche Gesellschaft für kosmetische Medizin e.V.
    Dr. Max Str. 27, d-82031 Grünwald
6. Medizinische - Ästhetische Gesellschaft e.V. Hasenstr. 2, D-40789 Mannheim

41. Frage : Welche Operation ist für mich die richtige ?

�֍ Antwort : Wenn Sie sich für einen Arzt entschieden haben, so lassen Sie sich einen Termin für ein Beratungsgespräch geben. Der Arzt sollte für Sie Zeit haben und ein ausführliches Beratungsgespräch führen. Er sollte Ihnen individuell verschiedene Behandlungsmethoden erklären, um dann den besten Weg für Ihre

Operation zu wählen. Folgende
Schönheitsoperationen werden heute angeboten :
Fettabsaugen (Liposuktion) und Cellulitebehandlung
in Tumeszenlokalanästesie;
Hautglättungsbehandlung durch Eigenfett
(Liporecycling); Kollagen oder Augmentations-
Implantate; Fettgewebstransplantation,
Hauterneuerungsverfahren mittels Hautabschleifung
(Dermabrasion) und Chemical Peeling (Fruchtsäure
und TCA-Peeling); Hautstraffungsoperationen
(Liftingoperationen) der Ober- und Unterlider,
Stirn, Augenbrauen, Wangen, Hals, Brust, Bauch
und Oberschenkel, Sowie Narbenkorrekturen.
Sie sehen, es gibt eine ganze Menge an
Schönheitsoperationen.
☑ Tip : Wenn es möglich ist, nehmen Sie einen
Arzt in Ihrer Nähe. Wenn es Probleme nach der
Operation auftreten sollten, so ist er leicht für Sie zu
erreichen. Haben Sie sich einen Arzt
entschieden, so sollten Sie Vertrauen haben. Richten
Sie sich nach seinen Anweisungen. Genauso wichtig
wie die Vorbehandlung ist die Nachbehandlung, um
ein sehr gutes Resultat zu erzielen. Auch hier
müssen Sie aktiv mitmachen. Wenn Sie realistisch
zu der zu erreichenden Form und Silhouette
bestimmter Körperregionen stehen, so ist gegen eine
Schönheitsoperation wirklich nichts einzuwenden,
Im Gegenteil, eine gelungene Operation kann Ihr
Selbstwertgefühl steigern. Und dagegen ist wirklich
nichts einzuwenden....oder....?

42. Frage : Lohnt sich im Alter die Verwendung von Kosmetikprodukten ?

✖ Antwort : Ab wann ist man denn älter ? Wenn man den Modediktatoren glaubt, ab Mitte 20, wenn man sich die Frauen auf der Straße anschaut, so sehen die heutigen 60-jährigen noch (bei optimaler Pflege und Ernährung) jünger und strahlender aus als je zuvor. Als Baby besitzen wir 70% Wasser in uns, mit jedem Tag, mit jedem Monat oder gar Jahr wird der Gehalt an Feuchtigkeit in unseren Zellen weniger. Dazu kommen in den verschiedenen Lebensabschnitten die hormonellen Umstellungen. In der Teenagerzeit spielt der Hormonhaushalt oft verrückt. Wenn wir erwachsen sind, so muten wir unserer Haut Streßsituationen und Schwangerschaften, Zigaretten und Alkohol zu. Ab etwa dem 40. Lebensjahr (ob Mann oder Frau) gleiten wir ins zeitlose Alter. Jetzt kommt es darauf an, wie wir uns die ganzen Jahre pflegten, wie wir mit unserem Körper umgingen. Sie haben jetzt noch die letzte Gelegenheit die kleineren und größeren Schäden zu beheben. Pflegen Sie sich konsequent. Gehen Sie regelmäßig zur Kosmetikerin. Nehmen Sie Vitaminpräparate zu sich. Schlafen Sie so viel Sie können. Sie sind auf dem Höhepunkt Ihrer Kraft und Energie.

43. Frage : Was passiert in der 2. Lebenshälfte mit der Haut ?

✖ Antwort : In der zweiten Lebenshälfte des Menschen setzt die Rückbildung der Hormone ein.

Jahrelang liefen die Eierstöcke der Frau auf Hochtouren, jetzt verlangsamen sie sich.
Dabei gerät das hormonelle Zusammenspiel durcheinander, was nicht nur zur Stimmungsschwankung führen kann.
Auch die Männer kommen in die Wechseljahre. Bei einem Mann nennt man es „ Midlife-Crisis". Was passiert nun mit der Haut? Sie wird von innen trockner und feuchtigkeitsärmer. Fältchen setzten sich als Falten fest. Die Haut verliert ihre Straffheit und die Elastizität. Fettpolster sind schwerer zu bekämpfen. Man sieht früher müde und abgespannter aus. Die Haare sitzen nicht mehr und werden dünner. Kurzum : man fühlt sich nicht wohl und das fällt der ganzen Umgebung auf. Was kann man dagegen machen ? Eine ganze Menge :
Als erstes stellen Sie Ihre Pflege auf sehr hochwertige Produkt um. Zwei Mal im Jahr sollten Sie sich eine Ampullenkur gönnen. Trinken Sie reichlich Wasser und Tee. Da sich bei vielen Frauen eine Umstellung im äußeren Bereich vollzieht (Kinder sind selbständig oder gehen aus dem Haus), können Sie sich mehr bewegen. Trimmen Sie, fahren Sie Fahrrad, schwimmen Sie. Versuchen Sie sich morgens kalt zu duschen und machen Sie Trockenbürstenmassagen. Das regt Ihren Stoffwechsel an. Wenn Sie Ihre Raumtemparatur um 2° kälter stellen, so verbrauchen Sie mehr Kalorien. Ihr Körper muß mehr arbeiten. Schalten Sie einmal in der Woche einen Diättag ein. Wie oben bereits erwähnt : Bewegung ist jetzt noch wichtiger für Sie als vorher.

44. Frage : Wie kann so ein Diättag aussehen ?

✖ Antwort : Dieser Abnahmetag ist wirklich nur für 1 Mal in der Woche. Wenn Sie diese Diät länger anwenden, so haben Sie starke Mangelerscheinungen an Vitaminen und Spurenelementen, fühlen sich schlapp. Einmal in der Woche ist er nicht so hart wie ein Fastentag, der Magen hat etwas zu arbeiten und die Stimmung ist nicht auf dem Nullpunkt, da man etwas zu essen bekommt. Morgens : 1 Tasse Tee oder Kaffee und ein hartgekochtes Ei (ca. 11 Minutenei)
Vormittags : 75 gr. Harter Käse (Gouda mager) und ein Glas Gemüsesaft. Mittags : siehe morgens.
Nachmittags : siehe vormittags.
Abends : 100 gr. Gegrilltes Kalbfleisch, 1 Portion Salat mit Zitronensaft in Essig und Öl angemacht. ¼ Weißwein.
Verzichten Sie auf Salz, auch Zucker im Getränk sollte drastisch reduziert werden.
Ein Schuß Milch oder ein Klecks Sahne im Kaffee oder Tee ist erlaubt.

✎ Achtung : Ab einem gewissen Alter sollte man bei allen Diäten einen Teelöffel Fett (in Form von Milch, Öl oder Margarine) zu sich nehmen. Die Geschmeidigkeit Ihrer Haut bleibt Ihnen so erhalten.

45. Frage : Was passiert in der Haut eines Teenagers ?

✖ Antwort : Durch den Hormonschub und einen stärkeren Stoffwechsel transpiriert der heranwachsende Mensch mehr als ein Erwachsener.

Auf der Hautoberfläche setzen sich Schweiß und Talg fest. Von außen kommt Schmutz hinzu. Wenn keine regelmäßige Reinigung gemacht wird, so entstehen Pickel und Pusteln. Kaufen Sie sich rechtzeitig die richtige Reinigung. Ein Reinigungsschaum wäre das Richtige für Ihr Gesicht. Verwenden Sie keine Seife für Ihr Gesicht. Viele Seifenbenutzer reinigen ihr Gesicht und den Körper mit dem gleichen Stück Seife.

46. Frage : Wieso wird Grüner Tee in der Kosmetik verwendet ?

❈ Antwort : Grüner Tee ist in den asiatischen Ländern schon Lange bekannt für seine hervorragenden Wirkstoffe. So wird nach einem opulenten Mahl in Asien immer Grüner Tee zum und nach dem Essen serviert. Auch in der asiatischen Kosmetik wird diese Sorte Tee verwendet. Seit ein paar Jahren haben auch die amerikanischen und europäischen Kosmetikhersteller diepositive Wirkung des Tees auf die Haut entdeckt. Durch bestimmte im Grünen Tee vorhandenen Gerbstoffe, bekommt die Haut mehr Hilfe im Kampf gegen die freien Radikale. Die freien Radikale gelten als die Hauptverursacher für das Altern. Es findet eine Art Oxydation statt. Diese kann nicht nur auf der Haut sein, sondern auch im Körper selbst. Der Körper oder die Haut ist nicht mehr in der Lage richtig zu arbeiten und die Zellerneuerung geht langsamer voran. Um so langsamer die Zellteilung ist, um so langsamer bilden sich neue Zellen. Das Altern nimmt seinen Lauf. Der Grüne Tee hilft die

Schlacken schneller abzutransportieren. Die Zelle bleibt elastischer und kann sich schneller bewegen. Trinken Sie ruhig über den Tag mehrere Tassen Grünen Tee. Wenn Sie keinen Geschmack am Tee haben, so gibt es in der Zwischenzeit Kapseln zu kaufen. Diese werden einfach mit Wasser geschluckt.

◲ Tip : Kochen Sie einen ganzen Topf Grünen Tee. Lassen Sie ihn abkühlen. Grüner Tee schmeckt auch kalt. So können Sie über den ganzen Tag mehrere Tassen Tee trinken ohne laufend ihn neu aufbrühen zu müssen.

47. Frage : Gelantine, auch in der Kosmetik zu verwenden ?

✂ Antwort : Nicht nur in der Küche kann Gelatine ein kleines Hilfsmittel sein. Auch die Natur produziert Gelatine. Es ist ein Kittmittel für die Nagelplatte (Hornplatte bei Tieren), sowie ein Kittmittel für die Haare. Normal produziert unser Körper selber diesen Wirkstoff in ausreichender Menge. Durch äußere Einflüsse, wie das Arbeiten im Haushalt ohne Handschuhe, tägliches Föhnen der Haare etc. wird mehr Kitt gebraucht als hergestellt. Daher sollte man regelmäßig Gelatine zu sich nehmen. Einmal gibt es diesen Wirkstoff in Kapseln. Oder man löst ein Blatt Küchengelatine in heißem Wasser auf, rührt das ganze um und trinkt Schluck für Schluck.

48. Frage : Schadet Nikotin der Haut ?

Antwort : Zu dieser Frage gibt es nur ein klares JA ! Was passiert, wenn Sie Nikotin einatmen ? Die kleinen Blutgefäße werden durch Nikotin verkleinert. Da Zell-Nahrung durch die Kanäle fließt, ist die Versorgung einzelner Zellen nicht mehr gewährleistet. Optisch sieht man einem Raucher seine Schwäche an : Die Haut ist nicht gut durchblutet, daher fahler, die Poren vergrößert. Auch durch eine intensive Sonnenbestrahlung wird der Hautton nicht besser. Die Bräune ist gräulich. Die Hautoberfläche ist rauher, nicht so weich und samtig wie bei Nichtrauchern.
Tip : Machen Sie öfter ein Peeling. Trinken Sie mehr Gemüsesäfte als sonst.

49. Frage : Ist Kieselerde wirklich ein Muß ?

Antwort : In der Werbung wird Kieselerde gerne als Allheilmittel angepriesen. Es soll schöne Nägel, lange Haare und eine pralle Haut bewirken. Was ist nun das Siliziumdioxyd, wie die Kieselerde auf Latein heißt ? Kieselerde kommt im Bindegewebe vor. Durch eine ausreichende Menge an Kieselerde im Körper ist das Bindegewebe straff und fest, die Nägel hart und die Haare ohne Spliss. Im Laufe der Zeit läßt die Produktion von Siliziumdioxyd nach. Daher sollte man zusätzlich von außen Kieselerde einnehmen. Es gibt dieses Präparat als Pulver oder als Kapseln. Wichtig ist, daß die Dauer der Kur über 21 Tage lang ist. In dieser Zeit kann sich die Wirkung voll entfalten.

50. Frage : Was ist Keratin ?

✂ Antwort : Wenn das Thema Haare oder Nägel fällt, fällt auch die Bezeichnung Keratin.
Keratin ist ein schwefelhaltiges Gerüsteiweiß der Haare, Nägel und obersten Hautschicht.
Es ist gelungen, künstlich Keratin herzustellen. In einigen Haarprodukten ist dieser Wirkstoff enthalten. In einer Haarkur soll das Keratin die Haare in ca. 25 Minuten „auffüllen".

51. Frage : Warum nahm schon Cleopathra Honig in ihr Schönheitsprogramm auf ?

✂ Antwort : Es ist kein Märchen, wenn man sagt, Honig macht die Haut weich. Im Honig sind die Vitamine A,B,C und E enthalten. Ebenso Mineralstoffe, sowie die Spurenelemente Kalium, Kalzium, Eisen und Fluor. Allein diese Wirkstoffe sind eine Energiebombe für die Haut. Auch äußerlich aufgetragen glättet Honig die Haut. Wenn sie rauhe und rissige Lippen haben, so tupfen Sie mehrmals am Tag diese mit Honig ein. Lassen Sie alles ein paar Minuten einwirken und tupfen danach alles mit einem Tissue ab. Sie werden sehen, die Lippen werden zarter und wieder weicher.
▱ Tip : Übrigens jeden Tag ein Teelöffel Honig geschluckt : Ihr Immunsystem ist stabiler.

52. Frage : Haben sie auch Cellulite ?

✂ Antwort : 80% der Frauen neigen zur angeborenen Bindegewebsschwäche. Auch sehr schlanke Frauen kann es treffen.
Bindegewebsschwäche ist unter anderem ein Mangel von Kieselerde. Da Cellulite kein medizinisches Problem ist, nehmen die meisten Ärzte diesen „weiblichen Schönheitsfehler" nicht ernst. Daher ist wichtig, daß Sie selbst etwas dagegen tun.
Wichtig daher die Vorbeugung. Machen Sie viel Sport und Gymnastik (Dehnübungen). Lassen Sie sich gute Zupfmassagen machen. Essen Sie fast fettfrei und nehmen viel Obst und Gemüse zu sich. Trinken Sie bis zu 2 ltr. Wasser oder ungezuckerten Tee. Diese hohe Menge an Flüssigkeit schwemmt die Schlacken aus Ihnen raus.
Von außen : Massieren Sie sich regelmäßig mit Anti-Cellulite Produkten ein. Diese enthalten unter anderem Koffein, welches entschlackend für das Gewebe wirkt.

53. Frage : Hilft mir beim Massieren ein Luffa-Massageschwamm ?

✂ Antwort : Ein Luffa-Schwamm ist kein Naturprodukt. Es ist daher in der Anschaffung günstiger als ein Sisalband. Es gibt Luffa-Schwämme auch in Kleinstform. Es ist im Gegensatz zum Sisalband weicher und angenehmer, hat aber die gleiche durchblutende Wirkung. Verwenden Sie einen Luffa-Schwamm auf der feuchten Haut. Massieren Sie die einzelnen

Hautpartien kreisförmig. Nach Gebrauch der Luffa
gut durchspülen und in Ruhe trocknen lassen.

54. Frage : Wie oft soll ich zur Kosmetikerin
  gehen ?

✖ Es ist nachgewiesen, daß ein Besuch bei der
Kosmetikerin alle 4 Wochen am wirkungsvollsten
für die Haut ist. Ihre Haut unterliegt, wie Sie selbst,
dem Biorythmus. Mal ist die Hautoberfläche praller,
mal weniger prall. Mal sind die Poren größer (zum
Zeitpunkt Ihrer Periode), mal geschlossener.
Suchen Sie die Wochen raus, in dem Ihre Haut das
schlechteste Hautbild hat. In dieser Zeit nehmen Sie
den Termin bei der Kosmetikerin wahr. Nach einer
Behandlung braucht Ihre Haut 3 – 4 Tage Zeit sich
wieder zu erholen, und um die von der Kosmetikerin
eingeschleusten Wirkstoffe aufzunehmen und zu
verarbeiten.
☑ Tip : Wenn Sie sich keinen 4-Wochen
Behandlungsrythmus leisten können, so gehen Sie
im Frühjahr und im Herbst zur Kosmetikerin. In
dieser Zeit stellt sich Ihr Körper auf die neue
Jahreszeit um und ist dankbar für Hilfe von außen.
Bei einem regelmäßigen Besuch bei einer Fachfrau,
müssen Sie zu Hause mehr Zeit und Arbeit in Ihre
Haut investieren.

55. Frage : Was ist wichtig bei einer
  Kosmetikerin ?

✖ Antwort : Es ist nicht so maßgebend, wie viele
bekannte Kosmetikfirmen Ihre Kosmetikerin hat,

sondern ob die Kabine sauber und adrett ist. Ob sie verschiedene Behandlungsarten, je nach Hauttyp anbietet. Welche Geräte vorhanden sind.
In der Regel könnte eine Behandlung so aussehen : Abschminken und ausreinigen; Augenbrauen zupfen; ein Peeling auftragen und sanft mit Bürstchen oder mit den Fingerspitzen einmassieren; mit einem Dampfgerät die Poren aufmachen und die Haut aufweichen. Dieses Gerät „Vapozon" arbeitet mit Dampf und Ozon. Das Ozon desinfiziert die Haut, der Dampf öffnet die Poren. Es gibt Kosmetikerinnen, die ein Vapozon ablehnen. Das Argument : ein leicht aufgequollenen Haut läßt sich nicht gut ausreinigen. Dieses Argument ist nur zum Teil richtig. Aber auf alle Fälle ist das Ausreinigen, wenn die Haut vorgewärmt ist und die Poren schon offen sind, für die Kundin angenehmer. Egal ob mit Dampf oder ohne, jetzt wird die Haut ausgereinigt. Pickel, Mitesser oder kleine Milien werden rausgeholt. Danach massiert. Hierbei wird die Durchblutung angeregt, die Druckstellen verrieben. Jetzt ist ruhen angesagt. Die Haut bekommt eine Maske oder eine Packung. Nach ca. 15 – 20 Minuten wird alles abgenommen, die Haut mit Gesichtswasser gereinigt. Zum Schluß kommt entweder ein Make-up auf das Gesicht oder nur eine Pflege.

56. Frage : Welche Möglichkeiten gibt es, die lästigen Haare zu entfernen ?

✄ Antwort : Es gibt Stellen auf dem Körper, wo Härchen nicht erwünscht sind. So zum Beispiel auf der Oberlippe oder auf den Beinen, unter den Achseln oder im Bikiniausschnitt.

Es gibt 4 verschiedene Möglichkeiten Haare zu entfernen :

1. Warmwachs
2. Kaltwachs
3. Epilation
4. Rasur

Warmwachs : Der Wachs wird leicht erwärmt, bis er ganz weich ist, dann mit einem Spachtel auf die Haut aufgetragen. Durch die Wärme werden kurzfristig die Poren geöffnet. Das Wachs kühlt rasch aus und schließt dabei die Härchen ein. Mit einem kurzen Ruck reißt man diese aus. Vorteil : Bis zu 6 Wochen haben Sie Ruhe mit dem Nachwachsen. Mit der Zeit werden auch Haarwurzeln entfernt und der Haarwuchs wird spärlicher. Ist aber etwas Schmerzhaft.

Kaltwachs : Mit einer Spachtel oder auf Bänder aufgetragenes Kaltwachs wird auf die Haut aufgetragen, dann mit einem Ruck (wie Pflaster) abgerissen. Muß meistens mehrmals auf gleiche Stelle aufgetragen werden, da oft nicht alle Härchen mitgerissen werden. Kaltwachs ist nicht so nachhaltig wie Warmwachs, aber leichter in der Handhabung. Beide haben den Vorteil : es wachsen keine Stoppeln nach.

Rasur : Es kann naß oder trocken rasiert werden. Die Haare werden nur oberflächlich geschnitten.

Sie werden nicht dauerhaft oder für Wochen entfernt. Die Rasur muß sehr oft gemacht werden. Am besten täglich. Beim Nachwachsen kommen Stoppeln raus.

57. Frage : Was ist Epilation ?

✂ Antwort : Sehr wenige Kosmetikerinnen beherrschen die Epilation. Man muß nicht nur ein relativ teures Gerät haben, sondern auch das gewisse Händchen. Eine ruhige Hand und ein gutes Auge sind entscheidend. Epiliert wird mit einem Epiliergerät. Dieses Gerät arbeitet mit Strom. Am Gerät hängt eine Nadel, welche genau in den Winkel des herauswachsenden Haares eingeführt wird. Durch ein Fußpedal wird Strom in die Nadel gebracht. Diese Nadel gibt den Strom weiter an das Haar, welches wiederum an die Haarwurzel den Strom abgibt. Die Haarwurzel koaguliert (auskochen, brennen). Durch das Vernichten der Haarwurzel ist ein Wachstum vom Haar nicht mehr möglich.
Vorteil : Sie sind die Haare dauerhaft los.
Nachteil : Es ist teurer als die Behandlung mit Wachs und die Kosmetikerin muß geübt sein.

58. Frage : Rötungen nach der Rasur ?

✂ Antwort : Nach einer Rasur oder nach dem Entfernen der Haare mit Wachs ist die Haut in der Regel stark gerötet. Tragen Sie Produkte mit Allantoin auf. Wenn Sie keines im Haus haben, so können Sie ein After-sun Präparat auftragen. Es beruhigt stark die Haut und versorgt sie mit Feuchtigkeit.

59. Frage : Was tun, wenn der Lippenstift nicht hält ?

✂ Antwort : Es gibt Lippenstifte, welche eine so starke Pigmentierung haben, so daß noch nach Stunden die Lippen gefärbt sind. Diese Lippenstifte trocknen die Lippen sehr stark aus und sind daher nicht empfehlenswert. Meistens ist die Farbauswahl sehr gering, so daß es einem nicht Leid tut, diese nicht zu kaufen. Der gute Lippenstift soll weich in der Konsistenz sein und hält leider nicht auf den Lippen; er pflegt diese aber um so mehr. Je mehr man spricht und die Lippen dabei anfeuchtet, um so schneller wird der Lippenstift von diesen aufgesaugt. Vorteil dieser Lippenstifte : Sie haben nie trockene Lippen. Nachteil : Der Lippenstift ist in Kürze weg. ▣ Tip : Mit dieser einfachen Methode verlängern Sie die Lippenfarbe auf Ihren Lippen: Grundieren Sie erst die Lippen mit dem Make-up vor. Dann tragen Sie den Lippenstift sorgsam mit dem Lippenpinsel auf. Nehmen Sie nun ein Tissue und pressen dieses zwischen die Lippen. Jetzt wiederholen Sie das Ganze noch mal. Sie werden sehen, Ihr Lippenstift hält länger.

60. Frage : Wie verwende ich einen Konturenstift ?

✂ Antwort : Der Konturenstift hat zwei Aufgaben. Er soll die kleinen Lippenformfehler auskorrigieren und er soll auch die Lippenfarbe vor dem Auslaufen hindern. Zeichnen Sie mit einem weichen, aber spitzen Lippenstift die Lippenkonturen nach. Haben Sie einen kleinen

Mund und möchten ihn etwas vergrößern, so malen
Sie die Lippenkonturen etwas über Ihre eigenen
Konturen. Haben Sie einen etwas schrägen Mund, so
malen Sie klarer und exakter die Konturen an den
herabfallenden Winkeln. Die Lippenkontur sollte
immer dünn sein. Man kann, wenn man Probleme
mit dem Malen hat, das ganze andersherum machen.
Zuerst die Lippen mit dem Lippenstift ausmalen,
dann mit dem Konturenstift die Form nachziehen.
Der Nachteil : Sie müssen den Konturenstift immer
wieder leicht abtupfen, damit die Lippenstiftfarbe
nicht den Stift verschmiert.
⊡ Tip : Nehmen Sie nie einen viel dunkleren
Konturenstift als die Farbe des Lippenstifts.
So wirkt der Konturenstift natürlich. Möchten Sie
abends das Make-up dramatisch gestalten, so
verwenden Sie den Konturenstift 2 Töne dunkler als
den Lippenstift.

61. Frage : Ändert sich die Lippenstiftfarbe auf den Lippen ?

✄ Antwort : Dieser Vorgang kann Ihnen auch mit
dem teuersten Lippenstift passieren : Die Farbe
ändert sich auf Ihren Lippen. Doch es liegt nicht an
dem Lippenstift, sondern an Ihrem Speichel. Die
Zusammensetzung von jedem Speichel ist anders.
Manche Speichel sind so aggressiv, daß sie sich mit
den Farbpigmenten vom Lippenstift nicht vertagen.
Auch hier brauchen Sie eine Lippenunterlage, damit
die Farbe sich nicht verändert. Nehmen Sie Ihre
Grundierung hierfür. Manchmal klappt das
Vorgrundieren der Lippen auch mit einem

Abdeckstift. Das Handhaben ist leichter. Nur der
Nachteil : die meisten Abdeckstifte trocknen aus.

62. Frage : Welche Düfte gibt es für die Frau ?

✺ Antwort : Die Palette der Düfte für die Frau ist
reich. Doch die Auswahl schwierig. Welcher Duft
paßt zu mir ? Wie empfindet die Umwelt den Duft ?
Wann verwende ich den Duft ? Alles Fragen, die
beim Duftkauf entscheidend sein können. Bei den
Duftfamilien gibt es : die sportlichen Düfte, die
femininen, die orientalischen, die herben Düfte und
die frischen Düfte. Sie sehen, für jeden Frauentyp
gibt es die entsprechende Duftfamilie. Tagsüber
sollte man leichte Düfte, wie die herben, frischen
oder die sportlichen benutzen. Sind Sie jedoch ein
eleganter Typ, so können Sie ruhig die femininen,
blumigen Düfte auch tagsüber verwenden.
Für den Abend sind schwere orientalischen Düfte
gefragt.
⌧ Tip : Wenn Sie einen Duft kaufen gehen, so
lassen Sie sich ruhig den Duft erst auf eine Feder
oder auf ein Duftkärtchen sprühen. So können Sie
bis zu 4 verschiedene Düfte riechen.
Überlegen Sie, wann Sie den Duft benutzen wollen,
tagsüber oder abends. Erst wenn Sie im Vorfeld sich
entschieden haben, lassen Sie sich mit diesen Duft
besprühen.

63. Frage : Welche Duftintensitäten gibt es ?

✺ Antwort : Bei den Damen beginnt die Duftfamilie
mit dem Eau de Cologne. Es ist das schwächste

Duftkind. Eau de Cologne haftet gut, aber nicht intensiv und sehr lang (je nach Hauttyp). Es geht weiter mit Eau de Toilette, Eau de Parfum, Parfum de Toilette und dem reinen Parfum. Je mehr Anteil an Duftingredentien ein Duft enthält und weniger Alkoholanteil, um so stärker haftet dieser und ist daher kostbarer. Bei den Herren gibt es das Eau de Cologne und das Eau de Toilette. Ein Aftershave enthält sehr wenige Duftanteile, dafür mehr beruhigende oder desinfizierende Wirkstoffe.

64. Frage : Wo trage ich das Parfüm richtig auf ?

✖ Antwort : Sie tragen bitte das Parfum oder das Eau de T. da auf, wo der Pulsschlag zu spüren ist. Das ist das Handgelenk, hinter dem Ohr, zwischen den Brüsten und in die Kniekehlen. Wenn Sie einen Duft zum Sprühen haben, so ist die Anwendung sparsamer und exakter zu machen. Nur ein reines Parfum ist durch den hohen Ölgehalt in Sprühflakons nicht gut machbar. Der Sprühkopf würde Ihnen laufend verkleben.

◺ Tip : Sollten Sie mal nicht sprühen können und es ist reichlich Duft in der Flasche, so nehmen Sie den Sprühkopf vorsichtig ab, spülen ihn im heißen Wasser, und setzen ihn vorsichtig wieder auf. Manchmal verklebt sich nur die Öffnung.

65. Frage : Wieso richt der selbe Duft bei jedem etwas anders ?

❋ Antwort : Obwohl heute die meisten Düfte synthetische Wirkstoffe haben und nur sehr wenige natürliche Inhalte, riecht nicht jeder Duft bei jedem gleich. Das hängt mit dem PH-Wert der Haut zusammen. Man muß einfach ausprobieren, wie der neue Duft auf der Haut wirkt.

☐ Tip : Sprühen Sie den Duft auch etwas in das frischgewaschene Haar, Ihr Duft begleitet Sie den ganzen Tag.

66. Frage : Lohnt sich der Kauf von Körperpflegeprodukten aus der Serie Ihres Duftes ?

❋ Antwort : Der Kauf einer ganzen Duftserie lohnt sich nur, wenn Sie immer den gleichen Duft benutzen oder wenn Sie den Duft stärker haben möchten.

☐ Tip : Wenn Sie nicht die ganze Serie kaufen können, so nehmen Sie in die Handinnenfläche eine duftneutrale Bodylotion und sprühen etwas von Ihrem Duft hinein. Wenn Sie sich jetzt mit der Bodylotion eincremen, so intensiviert sich in dem Fettgehalt der Lotion der Duft.

67. Frage : Für welche Haut ist Badeöl richtig, und für welche Badeschaum ?

❋ Antwort : Es gibt verschiedene Badezusätze. Es ist richtig, daß man das richtige Produkt für die

richtige Zeit raussucht. Wenn sie ein passendes Badeprodukt aus Ihrer Duftserie nahmen wollen, so werden Sie einen Badeschaum kaufen. Es gibt in Deutschland sehr wenige Badeöle aus den Duftserien. Die deutschen Hausfrauen nehmen nicht gern Öle für die Badewanne, da diese mehr gereinigt werden muß. Trotzdem : Ein Badeöl ist für eine trockene oder reife Haut besser, Die in dem Badeöl enthaltenen Öle pflegen die Haut, welche durch die Wasserwärme aufnahmebereiter ist. Stunden nach dem Baden in einem Badeöl ist die Haut noch weich. Der Badeschaum ist mehr für die fette Haut geeignet. Mehr Spaß macht das Baden im Schaum. Danach ist ein gutes Eincremen wichtig. Badesalz enthält meistens einen Wirkstoff, der den Körper aktiviert. Sie fühlen sich nach so einem Bad frischer. Die Badeperlen sind in der Regel mit einem einfachen Badeöl gefüllt. Badeperlen sind schöne Geschenke, aber auf Dauer zur Eigenbenutzung zu teuer. Badepuder werden nur ganz selten angeboten. Sie enthalten Trockenextrakte der Milch.
Duften angenehm und machen das Wasser weich.
☑ Tip : Wenn Sie sehr hartes Wasser haben, so schütten Sie etwas Borax in das Badewasser.
Es wird im Nu weicher. Sollten Sie mal ein Ölbad haben wollen, aber kein Badeöl zu Hand,so tut ein natives Olivenöl Ihrer Haut auch gut. Einen Schuß in das laufende warme Wasser und auch dieses Öl schmeichelt Ihrer Haut.

68. Frage : Gibt es wirklich so große Unterschiede zwischen billigen und teuren Schampoos ?

✂ Antwort : Es spielt keine Rolle wie teuer Ihr Shampoo ist, sondern wichtig ist die Qualität des Produktes. Das Shampoo sollte genau auf die Beschaffenheit und die Bedürfnisse Ihrer Haare abgestimmt sein. Es sollte die Haare pflegen, nähren, schützen und bei Dauerwelle oder gefärbten Haar diesem nicht entziehen. Sie erkennen ein gutes Produkt daran, das die Haare sich ohne Nachspülen gut anfühlen. Sie sind im nassen Zustand schon weich und geschmeidig.
Waschen Sie immer 2 x das Haar, spülen Sie es gründlichst aus (so lange das Wasser wirklich schaumfrei ist). Verwenden Sie ruhig jedes Mal eine Spülung und einmal in der Woche eine Haarkur. Ein gutes Shampoo ist sparsam in der Anwendung. Sie brauchen wirklich nur einen Klacks davon.

69. Frage : Woran erkenne ich ein gutes Haarspray ?

✂ Antwort : Ein gutes Haarspray klebt Ihre Haare nicht zusammen. Wenn Sie es ausbürsten, so ist es fast vollständig aus Ihrem Haar raus. Da alle Haarsprays Alkohol enthalten, so ist wichtig, daß auch Pflegezusätze in dem Spray enthalten sind. Die aggressiven Spraydosen halten zwar Ihre Frisur besser, aber greifen die Haare an. Mit der Zeit gehen diese kaputt. Verwenden Sie lieber Spraypumpflaschen. Am allerbesten ist daher ein guter Schnitt von Ihrem Friseur.

◁ Tip : Haarspray ist nicht nur für die Haare geeignet. Sprühen Sie etwas Haarspray auf das Augenbrauenbürstchen, streichen mit diesem über die Augenbrauen. Sie werden sehen, sogar buschige Brauen werden gebändigt. Noch ein Tip : Bei Pumpspray verkleben sich oft die Düsen durch die im Spray enthaltenen Harze. Lassen Sie über den Sprühkopf heißes Wasser laufen, die Harze werden weich und fließen mit dem heißen Wasser ab.

70. Frage : Wie bekomme ich gepflegte Nägel ?

✷ Antwort : Gepflegte Nägel kommen nicht von ungefähr. Konstante Pflege steckt dahinter. Die Natur hat sehr wenigen Menschen mit starken Nägeln ausstaffiert. Der Rest der Menschheit muß diese schützen und pflegen. Am besten geht es mit regelmäßiger Maniküre. Sie sollte so ausschauen : Der alte Lack kommt runter. Dann wird die Nagelhautentfernercreme oder Lotion auf die Nagelhaut aufgetragen. Es sollte nichts davon auf die Nagelplatte kommen. Die Hornoberfläche des Nagels wird sonst mit aufgeweicht, Mit einem Nagelhautschieber schieben Sie sanft die Nagelhaut nach hinten. Jetzt feilen Sie die Nägel in Form. Die Hände in ein vorbereitetes Wasserbad stecken und entweder in die nassen Hände ein Peeling einmassieren oder nur in einer Seifenlauge die Hände kurz einweichen. Die Hände mit klarem Wasser abspülen und gut abtrocknen. Jetzt den Unterlack auftragen, gut trocknen lassen und danach den gewünschten Lack. Wichtig ist immer ein Unterlack vor dem Farblack. Beim Nichtbenutzen von einem Unterlack setzen sich Farbpigmente in die Nagelplatte und färben diese ein. Wenn der Lack trocken ist, so sollte noch mal gelackt werden. Ideal ist noch ein Überlack. So sind nicht nur Ihre Nägel, sondern auch der Lack geschützt und haltbarer. Wenn alles trocken ist, sollte man die Hände gut eincremen.

◻ Tip : Wenn Ihnen der Nagellackentferner ausgeht, so können Sie die Nägel auch mit Nagellack vom alten Lack befreien. Tragen Sie pro Nagel neuen Lack auf. Wischen Sie sofort mit Watte nach. Dabei entfernen Sie nicht nur den neuen Lack, sondern auch den alten. Jetzt spülen Sie den Nagel mit Wasser. Es ist zwar viel Arbeit so Ihre Nagelfarbe zu erneuern, aber in der Not..... .

71. Frage : Warum sollte man Unterlack benutzen ?

✂ Antwort : Ihre Nägel bestehen aus einer Hornplatte mit vielen Poren. Wenn Sie eine kräftige Farbe zum lackieren benutzen, setzen sich die Lackpartikel in diese Poren ab und färben die Nageloberfläche. Auch durch ein intensives Entlacken bekommen Sie Ihre Nageloberfläche nicht mehr sauber. Der Unterlack ist daher Schutz und nebenbei stabilisiert er Ihre Nagelplatte.

72. Frage : Kann eine Handcreme rauhe Hände verhindern ?

✂ Antwort : Eine gute Handcreme kann so manch aufgeplatzte Haut an den Händen kitten.

Eine Handcreme besteht zur Hälfte aus Wasser und
Fett, sowie pflegenden Wirkstoffen, da wären
Feuchtigkeit, Glyzerin oder Silikon und Lanolin.
Das Glyzerin gibt der Haut ein Gefühl der
Weichheit. Silikon wirkt auf die Haut glättend.
Manche Handcreme enthält noch ölige Extrakte der
Zitrone. Diese wirken leicht bleichend. Lanolin ist
ein idealer Fettfilm. Es ist wirklich unverständlich,
daß so wenige Frauen eine gute Handcreme
verwenden. Alle wissen, daß Hände die Visitenkarte
einer Frau sind. Beim Hautaufbau der Haut hat die
Natur leider den Handrücken nicht gepolstert, daher
sieht man das Alter einer Frau oft am Handrücken.
Die Sonne strahlt auch besonders intensiv auf diese
Körperpartie. Durch übermäßige Sonnenbestrahlung
bilden sich Pigmentstörungen
(Alterspigmentierung). Ideal ist daher eine
Handcreme mit Lichtschutzfilter. Wenn Sie viel
Sport draußen machen, oder im Garten arbeiten, so
können Sie Ihre Hände auch mit einem
Sonnenschutzmittel vor einer Bestrahlung schützen.
⊡ Tip : Kaufen Sie nur eine Handcreme, sondern
gleich 2 oder 3. Stellen Sie eine Tube in der Küche
neben dem Abwaschbecken, auf Ihren Schreibtisch
und auf das Nachtschränkchen. So vergessen Sie
garantiert nicht, Ihre Hände einzucremen.

73. Frage : Was sind Pigmentflecken auf der Haut ?

✄ Antwort : In jeder Haut, ob bei den Menschen
oder in der Tierhaut, gibt es Melanozyten.
Die Anzahl dieser wird schon in den Genen
vorbestimmt. Die Anzahl Melanozyten bestimmt die

Haarfarbe, Augenfarbe oder die Bräune bei den Menschen. In der Verbindung mit UV wandern die Melanozyten an die Hautoberfläche (Epidermis).Bei Störungen im Ablauf (Bedingt durch übermäßige UV-Bestrahlung, Hormone, Schwangerschaft) der Melanozyten, entstehen an einer Stelle vermehrt Melanozyten. Dies hat zur Folge, daß die Hautpartie an dieser Stelle dunkler ist. Im Alter gibt es vermehrt dieses Problem mit der Pigmentierung, daher auch der Name : Alterspigmentierung.

▱ Tip : Durch einen rechtzeitigen Schutz der Haut bei Sonnenbestrahlung, kann zum großen Teil eine Hautverfärbung vermieden werden. Verwenden Sie so oft es geht eine Creme mit hohen Lichtschutzfaktor.

74. Frage : Wie pflege ich meine Füße ?

✂ Antwort : Die Füße werden, außer den Händen, von allen Körperteilen am meisten beansprucht. So könnte Ihre Pediküre zu Hause aussehen : Zuerst nehmen Sie den alten Lack von Ihren Füßen ab. Tragen Sie auf die Nagelhaut einen Hautentferner auf. Während dieser einwirkt, Nägel schneiden. Die Fußnägel sollten immer gerade geschnitten werden, sollten die Nägel danach „zu scharf" sein, so gehen Sie ganz sanft mit einer Nagelfeile (grob) daran. Die Nägel dürfen nicht rauh sein, sonst reißen Sie sich laufend Ihre Strümpfe auf. Entfernen Sie jetzt die Nagelhautentfernungscreme. Baden Sie die Füße. Bei dieser Gelegenheit können Sie die Sohlen mit einem Fußpeeling abrubbeln oder einen speziellen Schwamm dazu benutzen (Bimsstein). Spülen Sie die Füße ab. Gut abtrocknen, auch zwischen den

Fußzehen. Jetzt entweder eine Fußcreme oder die
Körperlotion einmassieren. Möchten Sie die Füße
jetzt gleich lackieren, so entfetten Sie die Nägel mit
dem Nagellack und tragen dann den Lack auf. Auch
hier ist es gut einen Unterlack zu verwenden, um
Verfärbungen zu vermeiden.

◻ Tip : Wenn Sie sehr trockene Haut an den Füßen
haben, so tragen Sie abends dick eine Fettcreme auf
und ziehen Baumwollsocken an.
Wenn Ihre Füße stark schwitzen, so gibt es
Fußpuder. Benutzen Sie ihn ruhig. Mit der
Zeit verschwindet der Fußgeruch.

75. Frage : Ist Ihr kräftiger Oberschenkel ein Problem für Sie ?

✖ Antwort : Ein kräftiger Oberschenkel muß nicht
immer ein häßlicher Oberschenkel sein. Sie müssen
darauf achten, daß das Gewebe straff bleibt. Dies
erreichen Sie durch bestimmte Gymnastik, durch
Selbstmassage und das richtige Essen. Zur Hilfe gibt
es sehr viele kosmetische Produkte auf dem Markt.
Suchen Sie sich das angenehmste für sich raus. Ob
Spray, Creme oder Gel, alle Celluliteprodukte
bringen nur etwas bei regelmäßiger Benutzung.
Massieren Sie kreisförmig und mit leichtem Druck.
Wenn Sie sich morgens duschen, so brausen Sie zum
Schluß die Oberschenkel kalt ab. Dies hat zur Folge,
daß der straffende Effekt über Stunden anhält.
Benutzen Sie Selbstbräuner für Ihre Beine. Ein
brauner Schenkel wirkt schlanker.

◻ Tip : Folgende Übungen können Sie zu Hause
turnen :

1. Legen Sie sich seitlich hin, den Kopf auf den leicht gebeugten Arm gestützt. Das oben legende Bein gestreckt heben und dann nach vorne senken, bis die Fußspitze den Boden erreicht. Das gesenkte Bein wieder heben. Das ganze 25 mal. Auf der anderen Seite das Gleiche.
2. Seitlich liegen bleiben, Bein hoch und runter senkrecht zum Körper heben und senken (auch etwa 25 mal).
3. Seitlich liegen bleiben und radeln in der Luft. Wenn Sie zusätzlich wenig Fett essen und viel Grünen Tee trinken, dann haben Sie schon einen kleinen Weg zu einem straffen Körper gemacht.

76. Frage : Was ist der Unterschied zwischen Grünem und Schwarzem Tee ?

✖ Antwort : Die Grünen und die Schwarzen Teeblätter stammen vom gleichen Teestrauch. Der Unterschied ergibt sich erst durch die Bearbeitung. Der Schwarze Tee wird fermentiert. Das in den Teeblättern enthaltene Chlorophyll verwandelt sich in eine dunkle Substanz. Der Grüne Tee darf nicht fermentieren. Er wird deshalb sofort nach dem ernten mit heißem Wasserdampf bearbeitet. Der Tee wird getrocknet und behält seine grüne Farbe. Er hat dadurch viel mehr von seinen natürlichen Inhaltsstoffen. Der Grüne Tee treibt Schlacken aus dem Körper aus und hilft gegen die freien Radikalen im Körper. Trinken Sie ruhig mehrere Tassen am Tag.
☒ Tip : Beim Kauf ist es wichtig, das der Tee aus einem ökologischem Anbaugebiet stammt. Dieser

Tee ist am reinsten, da er nicht mit
Schädlingsbekämpfungsmittel in Berührung kam.

77. Frage : Wie wirkungsvoll ist ein Algen-Kosmetikprodukt ?

✖ Antwort : Im Hinblick auf die vielen Menschen,
welche mit immer stärkerer Unverträglichkeit leben
müssen, werden wesentlich höhere Ansprüche an die
Kosmetik gestellt. Ein Wirkstoff, welcher ein
wichtiger Träger in der Kosmetik geworden ist, sind
die Algen. Durch das Pulverisieren der Algen
werden molekulare Mineralstoffe, die in den
pflanzlichen Zellen enthalten sind, gewonnen. Diese
Mineralstoffe helfen bei der Regeneration der
Zellen. Interessant ist, daß der Mineralstoffgehalt
des Blutserums und der des Meerwassers identisch
ist. Daher sind Algen nicht nur äußerlich hilfreich in
der Kosmetik, sondern auch als Kapseln zum
einnehmen, oder als Beilage zur japanischen Küche.
◪ Tip : Algenwirkstoffe in einem Celluliteprodukt
schwemmt die Schlacken aus, puscht die
Mikrozirkulation auf und spendet der Haut
Feuchtigkeit.

78. Frage : Kann ein Selbstbräuner Ersatz für ein Make-up sein ?

✖ Antwort : Wenn Sie einen Selbstbräuner richtig
und gleichmäßig auftragen. Die neue Generation der
Bräuner ist mit künstlicher Feuchtigkeit
angereichert, meistens noch mit Allantoin und einem
Extrakt des Traubenzuckers, welcher die oberste

Hautschicht einfärbt. Nach ein paar Tagen ist die Verfärbung der obersten Hautschicht vorbei. Es gibt von einigen Herstellern der Selbstbräuner Produkte in 3 Farbstoffen : Für hellhäutige, für rothäutige und den Menschen, welche von der Natur schon einen leichten Olivton haben.

◻ Tip : Das Auftragen von Selbstbräunern ist nicht ganz leicht. Auf das gereinigt Gesicht den Selbstbräuner dünn auftragen. Feuchten Sie etwas Watte an und gehen sanft um den Haaransatz, die Augenbrauen und am Halsansatz. Lassen Sie alles ein paar Stunden einwirken.

Erst danach können Sie die Farbnuance sehen. Sollte die Farbe zu blaß ausfallen, so wiederholen Sie den Vorgang. Wichtig, die Reinigung der Hände, denn sonst sind diese mit eingefärbt. Der Selbstbräuner wird um so gleichmäßiger auf der Haut, um so öfter Sie ein Gesichtspeeling machen. Denn die toten Hornschüppchen sind die Verursacher für ein fleckiges Make-up.

79. Frage : Wie finde ich das richtige Sonneprodukt für mich ?

✳ Antwort : Wie in vielen Bereichen ist eine Vorinformation wichtig. Es gibt eine Flut von Sonnenprodukten. Davor, danach und zwischendurch. Nicht alle Produkte halten das was sie versprechen und nicht alle sind für jede Haut und jedes Alter geeignet. Es gibt Pre-Tans, Sonnengels, Sonnenmilch, Sonnencremes und Sonnenöle.

Ein Sonnengel hat in der Regel einen niedrigen Lichtschutzfaktor, daher ist er nur für sonnenverwöhnte Haut richtig. Man kann auch ein

Sonnengel verwenden, wenn der Hauttyp sehr fettig ist. Anderseits lassen Sonnengels die Haut schöner schimmern. Diese wirkt dann schon am Anfang leicht gebräunt. Ein Sonnengel sollte nicht für eine empfindliche Haut benutzt werden. Sonnenmilch ist ideal für den Körper. Die Milch läßt sich gleichmäßig auftragen und ist in sekundenschnelle in der Haut und bei einem richtigen hautentsprechenden Lichtschutzfaktor problemlos aufzutragen. Die Sonnencreme eignet sich in erster Linie als Gegenschutz. Sie kann übrigens den ganzen Sommer als Tagesprodukt benutzt werden. Die Öle aus den Sonnenserien sind nur etwas für Liebhaber. Ein Öl hat in der Regel den Lichtschutzfaktor 2, so daß es nur auf eine gebräunte und unempfindliche Haut aufgetragen werden kann. Bei einer empfindlichen Haut kann es im Bereich des Dekolleté zu kleinen Pusteln kommen, denn unter dem Sonnenöl kann sich ein Hitzestau bilden. Daher ist für empfindliche Haut, Sonnenmilch oder eine Sonnencreme besser geeignet.

☒ Tip : Wenn Sie etwas sparen müssen, so kaufen Sie sich für den Sommer für Ihr Gesichteine gute Sonnencreme und benutzen Sie diese in den Sommermonaten. Da man im Sommer erfahrungsgemäß wenig Make-up benutzt, kann die Sonnencreme durchaus ihre Dienste verrichten. Achten Sie aber beim Kauf auf den speziellen Aufdruck : Nur für das Gesicht !

80. Frage : Wie berechne ich den für mich richtigen Lichtschutzfaktor ?

✷ Antwort : Jeder Hauttyp hat die für Sie spezielle Verweildauer in der Sonne, in der Ihre ungeschützte Haut keinen Schaden nimmt. Ein Beispiel: Ihre Haut kann in der Sonne in Mitteleuropa 10 Minuten ohne Rötungen sein. Sie haben ein Sonnenprodukt mit Lichtschutzfaktor 4 gekauft. Also können Sie beim Auftragen des Sonnenproduktes 4 x 10 Minuten, das heißt 40 Minuten ohne Nachcremen in der Sonne sein. Sollten Sie unsicher in Ihrer Hautanalyse sein, so gehen Sie in eine Parfümerie und eine gute Parfümerieverkäuferin kann Ihnen Ihren Hauttyp bestimmen und Ihre persönliche maximale Verweildauer ausrechnen.

▨ Tip : In vielen Sonnenstudien hängen genaue Besonnungspläne für die einzelnen Hauttypen aus. Fragen Sie ruhig nach.

81. Frage : Wie trage ich ein Sonnenprodukt richtig auf ?

✷ Antwort : Durch eine spezielle Zusammensetzung muß ein Sonnenprodukt, um seinen Schutz voll entwickeln zu können, etwa 20 Minuten vor dem ersten Sonnenbad aufgetragen werden. Die Haut hat noch keine Schweißpartikelchen auf der Oberfläche, welche den Lichtschutzfaktor in dem Sonnenprodukt herabsetzt. Bei den Herstellern der Sonnenprodukte ist es allgemein bekannt, daß der erste Sonnenbrand meistens nicht in Folge von einem falschen Lichtschutzfaktor entsteht, sondern daß die

Sonnencreme zu spät (also in der prallen Sonne) aufgetragen wird. In dieser Zeit hat die Haut keinen Schutz vor den UV-Strahlen.

⊡ Tip : vergessen Sie nicht folgende Hautpartien besonders gut einzucremen : Im Gesicht um die Augenpartie und die Nase. Das Dekolleté, die Kniekehlen (wenn Sie viel auf dem Bauch liegen) und die Füße. Bei Kindern am Rücken bis zum Höschenansatz und die Schultern. Auch bei Kindern ist die Nase sehr anfällig für Sonnenbrand.

82. Frage : Brauchen Kinder teure Sonnenprodukte ?

✖ Antwort : Wie bei allen Kosmetikprodukten geht es nicht um teuer oder billig, sondern um gut oder schlecht, parfümiert oder duftfrei. Wenn die Eltern sich teure Sonnenprodukte leisten können, so sollte in keinem Fall am Kind gespart werden. Die Kinderhaut ist die Grundlage für die spätere Haut. Achten Sie beim Kauf auf spezielle Sonnenprodukte für das Kind. Nehmen Sie lieber einen hohen Lichtschutzfaktor für die Kleinen, denn es gibt nichts schlimmeres wie Kinder mit Sonnenbrand. Wichtig ist ein Waterproof (wasserabweisend) in der Sonnencreme, denn Kinder gehen öfter ins Wasser und sind nicht in der Lage laufend nachzucremen. Auch bei Kindern gilt : 20 Minuten vor dem ersten Sonnenbad eincremen.

83. Frage : UV-Strahlen ?

✂ Antwort : UV-Strahlen sind klassifiziert in UVA, UVB und UVC. Es gibt langwellige Strahlen und kurzwellige. Die Strahlen werden in Nannometer gemessen. UVA-Strahlen dringen in tiefere Hautschichten ein, sie schädigen das Bindegewebe, fördern daher die Faltenbildung. UVB-Strahlen erreichen die oberen Hautschichten und fördern die Bräunung. In zu hoher Dosis können Sie jedoch Sonnenbrand und Hautkrebs verursachen.
Auch stark gefilterte Sonnenbänke enthalten alle drei UV-Strahlen in verschiedenen Mengen.
⌑ Tip : Übrigens enthalten auch Lichtröhren in einem geringen Maß UV-Strahlen. Daher sollte man darauf achten, daß in der Tagescreme ein UV-Filter enthalten ist. So schützt man sich beim Tages- oder Kunstlicht.

84. Frage : Was ist ein Pre-Tan ?

✂ Antwort : Pre-Tan ist ein Produkt aus der Sonnenserie. Es kann Ihnen auch als ein Einzelprodukt im Sonnenstudio angeboten werden. Es ist eine spezielle Creme, welche die Bräunungsstäbchen in der Haut kitzeln soll und diese gehen in „Wartestellung". Wenn UV- Strahlen in die Haut eindringen, schießen die „Bräunungsstäbchen" an die Oberfläche. Das Resultat ist ein gleichmäßigeres Braun. Die Bräune hält auch länger an als eine herkömmliche Bräune ohne diese spezielle „Hautvorbereitung". Man sollte in der Regel 3 Wochen bevor man in den Urlaub geht mit dem Eincremen anfangen. Ein Pre-Tan ist kein Schutzprodukt oder ein Sonnenprodukt.

⊡ Tip : Es gibt große Preisunterschiede bei den Pre-Tans. Diese sind nicht gerechtfertigt. Daher lohnt sich ein Preisvergleich fast immer. Die in den Sonnenstudios angebotenen Cremes sind in der Regel teurer als ein Pre-Tan aus einer herkömmlichen Sonnenserie aus der Drogerie oder Parfümerie.

85. Frage : Gibt es einen Sonnenschutz von innen ?

✂ Antwort : Es gibt Möglichkeiten Ihre Haut und Ihren Körper schon vor dem Urlaub auf den Sonnenstreß vorzubereiten. Einige Wochen bevor Sie in den Urlaub fliegen oder fahren, sollten folgende Speisen auf Ihrem Ernährungsplan stehen : Karotten, Aprikosen, Kresse und Tomaten. Zusätzlich können Sie auch Karotin Kapseln einnehmen. Ihre Haut bekommt einen leicht bronzefarbenen Touch und Sie stürzen sich nicht kopflos in die Sonne.

86. Frage : Sonnenallergien auf Sonnencreme ?

✂ Antwort : Die sogenannte Mallorca Allergie macht gerne im Sommer in den Zeitungen die Runde. Man sollte jedoch klar definieren, daß eine Allergie nicht gleich Allergie ist. Es gibt einige Menschen, welche wirklich die Sonne nicht vertragen, diese sollten sich andere Urlaubsorte wie den Sonnenurlaub raussuchen. Menschen, welche nur an bestimmten Stellen allergisch in der Sonne reagieren, sollten 3 Wochen vorher Kalzium Ampullen zu sich nehmen. Hier sind die richtigen, parfümfreien und allergiegetesteten Sonnenprodukte wichtig. In der Zwischenzeit gibt es eine Reihe von Angeboten. Vermeiden Sie an Strandtagen Parfüms. Diese können durch ihre Zusammensetzung zu Allergien (die darin enthaltenen natürlichen Öle) führen. Achten Sie auf ein gründliches Nachreinigen nach dem Sonnentag. Verwenden Sie danach After-Sun.

87. Frage : Was ist ein After-Sun Produkt ?

✂ Antwort : Nach dem Sonnenbaden ist die Haut ausgetrocknet und gereizt. Die Sonne hat ihr noch den Rest der Feuchtigkeit entzogen. Dafür gibt es jetzt Pflegelotions, welche stark beruhigende und feuchtigkeitszuführende Wirkstoffe enthalten. Da wäre Aloe-Vera, ein Extrakt aus dem Kaktusbaum. Schon Indianer benutzten diese milchige Flüssigkeit um Wunden und Verbrennungen schneller zum Heilen zu bringen. Panthenol beruhigt ebenfalls, führt ihr auch sehr viel Feuchtigkeit zu. Auch Allantoin beruhigt und stabilisiert die Haut schneller. Ein After-Sun Produkt gehört unbedingt in einen Kosmetikkoffer. Es repariert und hilft der Haut sich wieder zu regenerieren. Einige After-Sun Produkte enthalten auch einen kleinen Teil von Selbstbräunern. Diese verwandeln die gerötete Haut in eine leichte Bräunung. Sie sind in derWirkung nicht so stark wie ein reines After-Sun Produkt.

Tip : Benutzen Sie Ihr After-Sun als Gesichtspackung. Gesicht reinigen, das After-Sun Produkt dick auftragen. Nach 10 Minuten sanft mit Tüchern und Gesichtswasser abnehmen.
In der Regel können Sie auf Ihre Nachtpflege verzichten. So sparen Sie im Urlaub die Mitnahme einer Gesichtsmaske.

88. Frage : Kann man Kakaobutter zum Bräunen verwenden ?

Antwort : In den 50er Jahren wurde oft der Geheimtip gegeben, daß man mit Kakaobutter eine schöne Bräune erhält. Tun Sie es nicht ! Die Kakaobutter ist ein Abfallprodukt in der Schokoladeherstellung. Durch Zugabe von Talkum wird sie heute als Hautweichmacher verwendet. Aber die Kakaobutter enthält keinen UV-Filter. Sie schützt die Haut nicht vor Sonnenschäden. Es gibt in Supermärkten Cremes mit Kakaobutter. Verwenden Sie diese Produkte nur für den Körper oder die Füße. Einzige Ausnahme : Sie sind schon sehr stark gebräunt und benutzen kaum oder keine Sonnenprodukte (es gibt sie wirklich die Indianer unter den Sonnenanbetern).

89. Frage : Wie Pflege ich mich bei Hitze ?

Antwort : Mit dem richtigen Make-up sehen Sie auch bei Hitze gut aus. Benutzen Sie eine Tagespflege mit einem UV-Filter oder nehmen Sie Ihre Sonnencreme. Vermeiden Sie ein stark deckendes Make-up. Es verschwimmt so oder so.

Benutzen Sie ein Rouge in einem bronzefarbenem
oder oragefarbenem Ton. Der Lidschatten sollte
nicht zu dicht aufgetragen werden. Besser : Lidstrich
oben am Wimpernrand und als Kajalstrich am
Unterlid. Benutzen Sie auf alle Fälle ein Mascara.
Jetzt können Sie zum Schluß das Gesicht abpudern.
Sie können ruhig am Tag den Puder öfter benutzen.
Der Lippenstift sollte nicht zu kräftig sein. Besser :
Lipgloss. Die meisten namhaften Lippenstifte
enthalten UV-Filter, so daß auch Ihre Lippen
geschützt werden. Ein Deospray und ein Intimspray
Runden das Frischegefühl ab. Nehmen Sie an diesen
Tagen einen zarten Duft als Begleiter. Der Duft kann
sich bei Wärme entfalten und erdrückt Sie nicht in
kleinen Räumen (z.B. Auto).

90. Frage : Kann ich einen Schönheitstag zu Hause durchführen ?

✂ Antwort : Es ist selbstverständlich möglich sich
selbst zu Hause zu verwöhnen.
Fangen Sie morgens zuerst mit einem schönen Bad
an. Schütten Sie entweder ein Badeöl in die Wanne
oder nehmen Sie 2 ltr. Molke für das Bad. In der
Badewanne können Sie mit einem Bimsstein Ihre
Füße bearbeiten. Durch das warme Wasser lösen
sich die Verhornungen leichter. Nach dem Bad
tragen Sie auf die nasse Körperhaut die
Peelingcreme auf. Rubbeln Sie kräftig den Po, die
Knie, die Ellenbogen als auch die übrigen
Körperpartien ein. Jetzt alles abbrausen und kalt
nachsprühen. Gut abtrocknen und die Körpercreme
oder die Milch dick auftragen und einmassieren.
Wickeln Sie sich in einen dicken Frottemantel ein

und lassen alles mindestens eine halbe Stunde
einziehen.

91. Frage : Was mache ich mit meinen Haaren an diesem Tag ?

✂ Antwort : Auch den Haaren gönnen Sie etwas
gutes an diesem Tag ! Wenn Sie Ihre Haare täglich
waschen, so tragen Sie auf die trockenen Haare eine
Aufbaukur auf. Sollten Sie keine im Haus haben, so
nehmen Sie ein gutes Olivenöl (natives), mischen
ein Eigelb darunter und tragen diese Packung auf
das Haar auf. Wenn Sie Ihre Haare nicht täglich
waschen, so waschen Sie jetzt 2 mal mit einem
milden Shampoo, spülen gründlichst aus und tragen
auf das feuchte Haar eine Packung auf.
Wickeln Sie Ihre Haare in ein vorgewärmtes
Handtuch ein und lassen alles 25 Minuten wirken.
Danach gründlichst ausspülen und entweder fönen
oder an der Luft trocknen.

92. Frage : Kann ich die Mitesser selbst entfernen ?

✂ Antwort : Wenn Sie Ihre Haut vorsichtig
behandeln, können Sie Ihre Mitesser selbst
entfernen. Ideal ist es nach einem Bad, da die Poren
noch geöffnet sind. Wickeln Sie die beiden
Zeigefinger mit einem Tissue ein. Jetzt drücken Sie
sehr vorsichtig um den Mitesser. So arbeiten Sie sich
Stück für Stück durch. Anschließend das Gesicht gut
desinfizieren und eine stark beruhigende Maske
auftragen. Diese auf alle Fälle 20 Minuten wirken
lassen. Danach das Gesicht abwaschen und mit

klarem Wasser nachspülen. Jetzt Ihre Nachtcreme
auftragen.

⌂ Tip : Sollte Ihre Haut noch stark gerötet sein, so
haben Sie zu stark gedrückt. Denken Sie in Zukunft
daran, sanfter zu drücken. Ein Retter kann die After-
Sun Lotion sein. Diese statt der Nachtcreme dick
auftragen und einwirken lassen.

93. Frage : Was gehört noch zu einem
Schönheitstag ?

✳ Antwort : An einem Tag, der nur Ihrer Schönheit
gewidmet sein sollte, darf das Enthaaren an den
Beinen und unter den Achseln nicht fehlen. Auch die
Maniküre und die Pediküre ist nicht aus dem
Programm zu nehmen. Ideal ist auch gleichzeitig mit
der Körperpflege von außen, eine Körperpflege von
innen durchzuführen. Machen Sie eine 1 Tag Diät.
Entweder Sie essen an diesem Tag nur Reis (etwa
200 gr.) und trinken bis zu 4 Liter, entweder
Wasser, Kräutertee oder Grünen Tee dazu. Wichtig
an diesem Tag ist das trinken. Denn der Reis
entwässert und entschlackt sehr stark. Wenn Sie
keinen Reis mögen, so können Sie einen Ananas Tag
machen. Ananas enthält den höchsten Gehalt an
Vitamin C und gleichzeitig ein Enzym, welches den
Stoffwechsel ankurbelt. Einen ganze Ananas
wird über den ganzen Tag verteilt gegessen. Dazu
auch wieder reichlich trinken. Bei dieser Diät ist das
Trinken von Tee besser als von Wasser. Den Obst
und Mineralwasser verträgt nicht jeder Magen.

⌂ Tip : Wenn Sie die Ananas gleich am nächsten
Tag essen möchten, so kaufen Sie nur eine reife
Frucht. Die Haut außen sollte nicht grünlich sein,

denn dann ist die Frucht nicht vollständig reif und schmeckt sehr säuerlich.

94. Frage : Was muß ich bei einer Schwangerschaft in der Kosmetikpflege Ändern ?

⌘ Antwort : Durch den Hormonschub wird alles in Ihrem Körper anders. Schon äußerlich sichtbar : Ihre Figur ändert sich. Das Gesicht kann fleckig werden, die Haut empfindlicher oder gar zu mehr Fettproduktion neigen. Ändern Sie Ihre Reinigungsprodukte. Sollte Ihre Haut zu mehr Fettproduktion neigen, dann nehmen Sie eine Reinigungsserie für die Mischhaut. Ist Ihre Haut empfindlicher und trockener als sonst, so nehmen Sie die entsprechende Serie komplett. Sie können ruhig Ihrer Haut eine Zusatzkur gönnen, wie Ampullen oder ein Serum. Ihre Gesichtshaut ist für jede Hilfe und Unterstützung dankbar. Verwenden Sie ruhig Ihr gewohntes Make-up. Schminken Sie ruhig Ihre Augenpartien. Verwenden Sie Rouge um Ihre Gesichtsfarbe zu modulieren, verwenden Sie einen Lippenstift. Auch der Friseurbesuch soll weiterhin auf dem Programm stehen. Schwanger sein heißt nicht, sich völlig gehen zu lassen.

95. Frage : Was passiert mit dem Körper ?

⌘ Antwort : Durch das vermehrte Produzieren von Östrogenen lockert sich das Gewebe, denn das Baby braucht Platz. Leider zerreißt es auch an manchen Stellen. Es bleiben häßliche helle Streifen

(Schwangerschaftsstreifen). Besonders an Busen, Bauch und Oberschenkel. In der Schwangerschaft sind die Blutgefäße instabiler, so daß schnell kleine Blutungen und Ödemen auftreten. Durch den vermehrten Hormonschub ist eine stärkere Pigmentierung zu beobachten. Muttermale, Leberflecken und die Brustwarzen werden dunkler. Die Darmtätigkeit kann sich verlangsamen. Sie fühlen sich schneller schlapp als sonst. Sie neigen, bedingt durch die auf Hochtouren arbeitende Hormonproduktion, zu Stimmungsschwankungen. Doch gegen diese Unannehmlichkeiten kann man etwas tun.

96. Frage : Wie vermeide ich Dehnungstreifen ?

Antwort : Zuerst ist die Ernährung in der Schwangerschaft besonders wichtig. Nicht nur das Sie mit der Nahrungsaufnahme Ihr Kind mitversorgen, sondern bei einer kontrollierten Gewichtszunahme vermeiden Sie ein übermäßiges Dehnen des Gewebes. Sie sollten auf eine ausgewogene Ernährung mit Fleisch, Milchprodukten, viel Obst, Gemüse und Fisch achten. Verzichten Sie auf Alkohol und Nikotin. Nicht nur Ihr Baby, aber auch Ihre Haut und Ihr Körper danken es Ihnen. Wenn Sie etwa nur 9 kg in der Schwangerschaft zunehmen, dann haben Sie schneller Ihre Figur wieder nach der Geburt. Massieren Sie mit kreisenden Bewegungen mit dem Luffahandschuh täglich Ihren Körper. Gönnen Sie sich jeden Tag Kalt-Warm Duschen. Trotz Schwangerschaft sollte man sich bewegen. Eine Schwangerschaft ist etwas natürliches, und keine

Krankheit außer Ihr Arzt hat Ihnen Ruhe verordnet).
Um so mehr Sie sich bewegen, um so straffer wird
Ihr Gewebe bleiben. Übrigens kann dadurch die
Schwangerschaft für Sie leichter sein.
☑ Tip : Nehmen Sie an den
Schwangerschaftsgymnastikübungen teil. Wie bei
allen Sportarten, so wird auch bei diesen Übungen
das Glückshormon Endrophin produziert.
Sie fühlen sich danach leichter und beschwingter.

97. Frage : Kann ich etwas gegen Pigmentstörungen machen ?

✄ Antwort : Leider sind die Pigmentstörungen nicht
nur in der Schwangerschaft ein Thema. Die
Pigmentstörungen können von innen durch eine best.
Hormonproduktion entstehen oder äußerlich durch
Sonneneinwirkung. Wenn sich die Flecken im
Gesicht ausbreiten, so verwenden Sie regelmäßig
eine Tages-/ Sonnenschutzcreme mit einem
hohen Lichtschutzfaktor. Denn durch die
Bestrahlung mit UV-Strahlen kann sich die
Hautoberfläche unterschiedlich verfärben. Wenn
Ihre Hautpartie schon fleckig ist, verwenden Sie
einen Selbstbräuner. Dieser kann in Maßen, die
Farbunterschiede ausgleichen. Pigmentstörungen
können auch im Alter, Alterspigmente genannt,
auftreten. Schauen Sie sich die Handoberflächen von
älteren Menschen an. Sie haben fast immer auf dem
Handrücken Flecken. Vermeiden Sie diese schon
vorher. Ziehen Sie bei Gartenarbeit Handschuhe an.
Cremen Sie den Handrücken beim Sonnenbaden ein.
Es gibt noch einen dritten Verursacher von
Pigmentverfärbungen. Das Parfüm. Alle

Parfümhersteller verwenden Öle, doch nicht alle Öle vertragen sich mit der UV-Bestrahlung. Weder mit der natürlichen, wie der Sonne, noch mit der künstlichen wie dem Solarium. Sprühen Sie sich daher nicht mit Ihrem Duft ein, wenn Sie auf die Sonnenbank oder in die Sonne gehen. Sie bekommen Flecken am Körper, die Jahre brauchen bis sie verschwunden sind.

▱ Tip : Wenn Sie nicht auf einen Duft verzichten möchten : Es gibt einige wenige Hersteller, welche reine Sonnenparfüms anbieten. Diese Düfte sind so entwickelt, daß sich ihre Inhaltsstoffe mit der UV-Einwirkung vertragen.

98. Frage : Wie pflege ich mich während der Schwangerschaft frisch ?

✂ Antwort : Während der Schwangerschaft arbeitet der Körper auf Hochtouren. Er arbeitet für Zwei. Duschen Sie sich täglich, verwenden Sie eine Deocreme, welche sanfter ist, als ein Spray. Außerdem stoppt die Creme den Schweißgeruch besser. Vermeiden Sie Kunststoffwäsche. Besser ist eine gute Baumwolle, diese können Sie in der Waschmaschine kochen. Kaufen Sie sich Körperpuder. Pudern Sie sich täglich nach dem Duschen. Achten Sie auf Ihr Parfüm. Durch den veränderten Stoffwechsel kann Ihr Eigenduft sich verändern. Besser ist, Sie verwenden jetzt ein frisches leichtes Parfüm. Auch Ihr eigenes Duftempfinden kann sich verändern. Keine Angst, Ihr alten Geruchssinn kommt nach der Entbindung wieder. Wenn Sie baden möchten, so baden Sie nicht höher als 37,5 Grad. Bei zu hoher

Badetemperatur können Sie Kreislaufprobleme
bekommen. Der Badezusatz darf nicht Ihrer Haut
Fett entziehen. Ideal sind daher Öl-Cremebäder.
Ziehen Sie sich leicht und bequem an, dann fühlt Ihr
Körper sich wohl. Gehen Sie oft spazieren. Das hält
Sie ebenfalls frisch und vital.

99. Frage : Soll ich mir in der Schwangerschaft eine Dauerwelle machen lassen ?

✖ Antwort : Die meisten Friseure raten ihren
Kundinnen in dieser Zeit zur Dauerwelle. Machen
Sie es nicht ! Sie werfen das Geld zum Fenster
hinaus. Auch die Dauerwelle wirdnicht sitzen,
genauso wenig wie das Wimpern- und
Brauenfärben. Durch den veränderten Stoffwechsel
neiden die Haare, entweder zur Trockenheit und
Sprödigkeit, oder zum schnellen Nachfetten. Die
Dauerwelle trocknet beide Haarprobleme nur noch
mehr aus. Lassen Sie sich lieber einen einfachen
Haarschnitt machen. Es kann sein, daß Sie Ihre
Haare täglich waschen müssen. Nehmen Sie immer
eine Haarspülung danach. Einmal In der Woche
sollten Sie eine Vollpackung machen. Ihre Haare
danken es Ihnen. Sollten Sie Ihre Haare tönen oder
färben, machen Sie es ruhig weiter. Nur verwenden
Sie Shampoos, welche genau für diese
Haarprobleme entwickelt wurden. So hält die Farbe
besser.
▱ Tip : Sparen Sie in dieser Zeit nicht an einem
guten Friseur. Ein guter Friseur schneidet Ihre Haare
so, daß sie wirklich 6 Wochen perfekt sitzen. Es gibt
nichts schlimmeres, als wenn man in der
Schwangerschaft in den Spiegel schaut und ein

häßlicher Kopf schaut entgegen. Um so wohler Sie sich in dieser Zeit fühlen, um so glücklicher sind Sie. Ihr Baby spürt es an Ihnen.